编写组

组 长　安　平

成 员　吕　燕　沈艳梅　陈文聪　许鑫华

　　　　戴玉州　岳海涛　仇宏涛　汪海滨

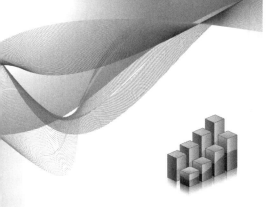

ZHEJIANGSHENG GUOMIN TIZHI
YANJIU BAOGAO

浙江省国民体质研究报告

浙江省国民体质监测中心 主编

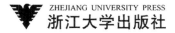

ZHEJIANG UNIVERSITY PRESS
浙江大学出版社

前　　言

　　体质是人类生产和生活的物质基础,是国民素质的重要组成部分。一个人的体质状况与其生活、工作、学习密切相关。一个国家国民体质的改善和增强既是国家社会经济发展的结果,也是社会发展的原动力。

　　根据《中华人民共和国体育法》、《全民健身计划纲要》和《国民体质监测工作规定》,在国家体育总局的统一部署下,浙江省体育局、省教育厅、省卫生厅、省科技厅、省民宗委、省民政厅、省财政厅、省农业厅、省统计局、省总工会等十个部门于 2010 年在全省开展了第三次国民体质监测工作。监测结束后,浙江省国民体质监测中心组织专业技术人员对监测数据进行统计处理和分析研究。2012 年正式出版《2010 年浙江省国民体质监测报告》。本书是对此次监测结果进行深入研究的另一重要成果。

　　全书共分十个研究专题,描述了 2000—2010 年浙江省国民体质变化趋势,深入探讨了幼儿、成年人体质影响因素,研究了体育锻炼及社会经济与老年人体质的关系,辨析了不同抽样样本量对体质监测结果的影响,还有针对机关公务员、中青年科技人员体质的专题研究。填补了我省国民体质研究领域的空白,同时培养了一批优秀的体质研究人才。

　　2014 年 10 月 20 日,国务院下发了《关于加快发展体育产业促进体育消费的若干意见》(国发〔2014〕46 号),将全民健身提升为国家战略。《意见》提出,要营造健身氛围,鼓励日常健身活动,完善国民体质监测制度,为群众提供体质测试服务,定期发布国民体质监测报告。希望我们的研究成果对我省的国民体质监测和研究工作能起指导和借鉴作用,为推动全民健身科学化进程和构建面向大众的体育服务体系作出贡献。

编　者

2014 年 12 月

目　录

2000—2010 年浙江省国民体质变化趋势研究

1 前　言

　　体质与健康素质是人类生产和生活的物质基础,是国民素质的重要组成部分,与人民生活和国家发展息息相关。社会、经济的快速发展在给人们生活带来便利的同时,也逐渐改变了人们的生活方式,不可避免地给人们体质与健康水平带来了隐患。国家在《国家中长期科学和技术发展规划纲要(2006—2020年)》中提出了全面建设小康社会需要"提供健康保障"的科技目标。《全民健身计划(2011—2015 年)》的总体目标是:城乡居民体育健身意识进一步增强,参加体育锻炼人数显著增加,身体素质明显提高,初步形成覆盖城乡的全民健身公共服务体系。这表明在未来的时间内,增强国民体质、提高国民健康素质是我国和谐社会建设的重要内容。

　　自 1995 年《全民健身计划纲要》颁布以来,浙江省体育局会同省教育厅、省卫生厅、省科技厅、省民委、省民政厅、省财政厅、省农业厅、省统计局、省总工会等十个部门,已在 2000 年、2005 年、2010 年先后开展了三次大规模国民体质监测,并获取三次跨度十年的全省国民体质数据库,内容包括十年间浙江省国民身体形态、身体机能、身体素质等情况。目前 2000 年、2005 年浙江省国民体质监测报告已向社会公布,从监测结果看,浙江省国民体质水平随年龄增长有下降趋势,成年人和老年人肥胖率逐渐增高,身体素质有所下降。2010 年浙江省国民体质监测已顺利结束,我们通过三次监测结果来研究分析十年间浙江省国民体质变化趋势,以便为科学指导全民健身提供理论依据。

2 研究对象与方法

2.1 研究对象

　　资料来源于 2000 年、2005 年和 2010 年浙江省国民体质监测原始数据,共监测幼儿 49330 人,成年甲组 61574 人,成年乙组 48865 人,老年人 13407 人,详见表1。

表1　体质监测样本量分布

年龄组	性别	2000 年	2005 年	2010 年	合计
幼儿	男	13874	7331	3944	25149
	女	12964	7322	3895	24181
	合计	26838	14653	7839	49330
成年甲组	男	13177	11580	6444	31201
	女	12374	11535	6464	30373
	合计	25551	23115	12908	61574
成年乙组	男	9034	9594	6211	24839
	女	7746	9454	6826	24026
	合计	16780	19048	13037	48865
老年	男	1710	3094	1979	6783
	女	1509	3136	1979	6624
	合计	3219	6230	3958	13407

2.2　研究方法

2.2.1　测试指标

体质测试相关指标如表2所示。

表2　体质测试指标

	形　态	机　能	素　质
幼儿	身高、坐高、体重、胸围、皮褶厚度(上臂部、肩胛部、腹部)	安静心率	10米折返跑、立定跳远、网球掷远、双脚连续跳、坐位体前屈、走平衡木
成年甲组	身高、体重、胸围、腰围、臀围、皮褶厚度(上臂部、肩胛部、腹部)	安静脉搏、收缩压、舒张压、肺活量、台阶试验	握力、坐位体前屈、选择反应时、闭眼单脚站立、背力、纵跳、俯卧撑(男)/1分钟仰卧起坐(女)
成年乙组	身高、体重、胸围、腰围、臀围、皮褶厚度(上臂部、肩胛部、腹部)	安静脉搏、收缩压、舒张压、肺活量、台阶试验	握力、坐位体前屈、选择反应时、闭眼单脚站立
老年	身高、体重、胸围、腰围、臀围、皮褶厚度(上臂部、肩胛部、腹部)	安静脉搏、收缩压、舒张压、肺活量	握力、坐位体前屈、选择反应时、闭眼单脚站立

2.2.2 测试方法

按照《国民体质监测工作手册》的要求实施。检测人员由专业技术人员组成,检测前均经过统一培训。检测器材均为国家调研组审定后统一指定的产品。

2.2.3 数据处理

使用 SPSS11.5 统计软件进行统计学分析。对各指标进行描述性分析,采用方差分析进行均数比较。

3 研究结果

3.1 幼 儿

男女幼儿身高、坐高、体重、胸围平均数十年间呈递增趋势,身高前五年增长较快,后五年增长速度下降,但体重则表现相反,为前慢后快,表明幼儿的身体形态呈持续增长趋势。除 2005 年与 2010 年的身高差异无显著性外,男女幼儿身高、坐高、体重、胸围两次环比差异均有显著性($p<0.05$)。男性幼儿上臂部皮褶厚度、肩胛部皮褶厚度和腹部皮褶厚度,以及女性幼儿肩胛部皮褶厚度和腹部皮褶厚度平均值十年间呈递减趋势,女性幼儿上臂部皮褶厚度 2010 年比 2005 年有略微增长,但仍然低于 2000 年水平。除 2005 年与 2010 年上臂部皮褶厚度外,男女幼儿上臂部皮褶厚度、肩胛部皮褶厚度、腹部皮褶厚度两次环比差异均有显著性($p<0.05$)。

男女幼儿安静心率十年间呈递增趋势,差异有显著性($p<0.05$)。男女幼儿立定跳远、坐位体前屈平均值十年间呈递增趋势,10 米折返跑、走平衡木平均数十年间呈递减趋势,网球掷远平均值先增后降;男性幼儿双脚连续跳平均值十年间递增,而女性幼儿则表现为递减。说明十年来男女幼儿的身体素质的变化为,柔韧素质、灵敏素质、平衡能力在逐渐提高,但力量素质有增有降。除 2005 年与 2010 年男女幼儿双脚连续跳,以及 2000 年与 2005 年女性幼儿走平衡木平均数差异无显著性,男女幼儿其他身体素质指标两次环比差异均有显著性($p<0.05$)(见表 3)。

表3　幼儿三次体质监测结果比较

性别	指　标	2000 年	2005 年	2010 年	05与00 的环比	05与10 的环比
男	身高(cm)	108.7±7.79	110.1±8.53	110.2±8.30	1.32*	0.04
	坐高(cm)	61.3±5.89	61.8±4.57	62.5±4.03	0.82*	1.16*
	体重(kg)	18.6±3.35	19.2±3.89	19.6±3.91	3.40*	2.05*
	胸围(cm)	54.1±4.09	54.6±5.01	55.6±4.08	0.82*	1.76*
	上臂部皮褶厚度(mm)	9.5±3.45	8.6±3.74	8.5±3.44	−9.71*	−1.18
	肩胛部皮褶厚度(mm)	6.9±2.93	6.0±2.96	5.3±2.97	−13.59*	−10.86*
	腹部皮褶厚度(mm)	7.7±4.08	6.6±4.02	6.1±3.97	−14.03*	−8.24*
	安静心率(beats/min)	91.2±10.35	93.5±13.54	96.2±12.12	2.61*	2.85*
	立定跳远(cm)	82.8±24.20	86.7±24.95	87.6±26.04	4.70*	1.12*
	网球掷远(m)	5.8±2.87	5.9±2.83	5.4±2.50	2.17*	−8.36*
	双脚连续跳(s)	7.6±3.50	7.7±3.71	7.9±3.79	2.51*	1.30
	坐位体前屈(cm)	9.2±4.45	9.4±4.21	10.4±4.26	1.18*	5.12*
	10 米折返跑(s)	7.9±1.56	7.8±1.70	7.5±1.47	−1.89*	−3.20*
	走平衡木(s)	11.6±11.56	12.5±11.06	10.5±9.03	7.20*	−15.70*
女	身高(cm)	107.1±7.75	108.9±8.57	108.9±8.27	1.70*	0.02
	坐高(cm)	60.4±5.91	61.0±4.58	61.7±3.96	1.03*	1.06*
	体重(kg)	17.6±2.95	18.4±3.66	18.6±3.35	4.93*	1.06*
	胸围(cm)	52.6±3.79	53.2±4.83	53.9±3.63	1.15*	1.31*
	上臂部皮褶厚度(mm)	10.0±3.36	9.1±3.86	9.1±3.33	−8.87*	0.12
	肩胛部皮褶厚度(mm)	7.3±2.91	6.4±2.95	5.7±2.84	−12.78*	−9.78*
	腹部皮褶厚度(mm)	8.4±4.17	7.1±3.90	6.7±3.75	−15.51*	−5.78*
	安静心率(beats/min)	91.9±10.59	93.6±13.51	96.7±12.09	1.94*	3.21*
	立定跳远(cm)	75.7±22.15	79.5±22.34	81.4±23.26	4.99*	2.39*
	网球掷远(m)	4.3±2.05	4.5±1.90	4.2±1.63	4.69*	−7.76*
	双脚连续跳(s)	8.1±3.84	8.0±3.38	7.9±3.62	−1.45*	−0.95
	坐位体前屈(cm)	10.7±4.25	11.4±4.14	12.5±3.92	3.46*	5.14*
	10 米折返跑(s)	8.3±1.68	8.0±1.59	7.8±1.46	−3.48*	−2.99*
	走平衡木(s)	13.5±13.15	13.4±11.98	11.1±9.27	−1.00	−17.18*

3.2 成年甲组

男性成年甲组体重、BMI、三围平均数十年间呈递增趋势,环比差异有显著性($p<0.05$)。男性成年甲组身高、上臂部皮褶厚度呈先增长后下降趋势;肩胛部皮褶厚度和腹部皮褶厚度呈递增趋势,环比差异有显著性($p<0.05$)。女性成年甲组身高十年间呈递减趋势,而体重、BMI、腰围平均数则呈递增趋势,环比差异有显著性($p<0.05$)。女性成年甲组胸围、上臂部皮褶厚度十年间呈先增长后下降趋势,臀围、腹部皮褶厚度呈先下降后增长趋势,肩胛部皮褶厚度呈递增趋势。表明十年来男女成年甲组人群身体形态往横向发展,全身肥胖、中心性肥胖程度呈持续增长趋势。

男女成年甲组安静脉搏呈持续下降趋势;男性收缩压和舒张压、女性舒张压呈持续增长趋势,女性收缩压呈先增长后下降趋势,但2010年的收缩压仍高于2000年;男性成年甲组肺活量十年间呈先下降后增长趋势,但2010年的肺活量依然低于2000年的水平,女性肺活量呈持续下降趋势,环比差异有显著性($p<0.05$)。男女成年甲组台阶指数十年间呈先增长后下降趋势,环比差异有显著性($p<0.05$)。表明十年来男女成年甲组人群心血管机能有所提高,但呼吸机能、血压生理机能衰退。

男女成年甲组握力、背力、坐位体前屈、闭眼单脚站立呈递减趋势;男女纵跳呈先增长后下降趋势,但2010年低于2000年,环比差异有显著性($p<0.05$);男性俯卧撑平均数呈先下降后增长趋势,且2010年高于2000年,女性1分钟仰卧起坐呈递增趋势,环比差异有显著性($p<0.05$);男性选择反应时平均数呈先增长后下降趋势,且2010年低于2000年,女性选择反应时呈持续下降趋势,环比差异有显著性($p<0.05$)。表明男女成年甲组人群十年间绝对力量、爆发力、柔韧素质、平衡能力有所下降,而力量耐力、反应能力有所提高(见表4)。

表4 成年甲组三次体质监测结果比较

性别	指标	2000年	2005年	2010年	05与00的环比	05与10的环比
男	身高(cm)	169.6±5.70	169.9±5.62	169.8±6.03	0.16*	−0.07
	体重(kg)	63.8±9.49	65.3±9.71	66.7±10.55	2.42*	2.10*
	BMI(kg/m^2)	22.1±2.94	22.6±3.00	23.1±3.23	2.07*	2.22*
	胸围(cm)	86.1±6.63	87.3±6.97	89.2±7.26	1.45*	2.14*
	腰围(cm)	76.4±8.97	78.7±8.81	80.2±9.29	2.94*	1.95*
	臀围(cm)	90.8±6.34	91.0±6.53	91.4±6.32	0.21*	0.51*
	上臂部皮褶厚度(mm)	11.5±6.22	11.6±6.87	11.0±5.63	0.60	−4.52*
	肩胛部皮褶厚度(mm)	15.2±6.54	15.5±7.02	16.1±7.34	2.02*	3.60*

续表

性别	指 标	2000 年	2005 年	2010 年	05 与 00 的环比	05 与 10 的环比
男	腹部皮褶厚度(mm)	19.5±9.52	20.3±9.47	21.3±9.50	3.98*	5.07*
	安静脉搏(beats/min)	77.9±10.36	77.9±8.86	77.3±9.51	0.03	−0.77*
	收缩压(mmHg)	115.5±13.08	117.6±12.49	118.8±12.06	1.84*	0.99*
	舒张压(mmHg)	73.9±9.48	74.8±8.87	76.1±8.60	1.21*	1.69*
	肺活量(ml)	3654±721.61	3609±757.55	3645±761.67	−1.23*	1.00*
	台阶指数	56.3±11.54	56.7±8.58	55.5±8.63	0.55*	−1.96*
	握力(kg)	47.3±8.31	47.3±8.12	46.0±7.27	−0.07	−2.73*
	背力(kg)	134.9±29.44	128.0±27.63	127.5±24.66	−5.12*	−0.36
	纵跳(cm)	38.1±9.30	40.3±10.02	37.3±7.86	5.84*	−7.52*
	俯卧撑(times)	23.2±11.41	22.3±9.99	25.0±11.70	−3.72*	12.24*
	坐位体前屈(cm)	9.9±7.44	8.4±7.63	6.9±8.33	−5.27*	−5.23*
	选择反应时(s)	0.46±0.10	0.47±0.10	0.45±0.07	0.89*	−4.41*
	闭眼单脚站立(s)	56.1±50.47	39.3±32.14	37.3±31.85	−29.91*	−5.09*
女	身高(cm)	158.7±5.13	158.5±5.07	158.0±5.50	−0.17*	−0.31*
	体重(kg)	52.7±7.04	52.9±6.96	53.3±7.43	0.38*	0.83*
	BMI(kg/m²)	20.9±2.51	21.0±2.57	21.3±2.77	0.75*	1.46*
	胸围(cm)	82.4±5.86	82.4±5.84	82.4±6.08	0.08	−0.10
	腰围(cm)	68.4±7.01	69.9±7.12	72.0±8.00	2.26*	3.00*
	臀围(cm)	88.3±5.51	88.0±5.42	88.9±6.09	−0.39*	1.01*
	上臂部皮褶厚度(mm)	16.5±6.27	16.9±6.75	16.9±5.57	2.31*	−0.18
	肩胛部皮褶厚度(mm)	17.1±6.46	16.8±6.79	16.7±6.71	−2.01*	−0.85
	腹部皮褶厚度(mm)	21.4±8.26	20.1±7.77	20.4±6.96	−6.07*	1.69*
	安静脉搏(beats/min)	78.5±9.82	78.3±9.08	76.8±8.99	−0.24	−1.97*
	收缩压(mmHg)	106.7±12.05	108.4±12.21	107.8±11.65	1.68*	−0.59*
	舒张压(mmHg)	68.9±8.61	69.6±8.6	69.7±8.13	1.03*	0.14
	肺活量(ml)	2507±574.95	2463±630.28	2374±561.03	−1.75*	−3.61*
	台阶指数	58.4±11.23	58.9±9.04	58.4±9.04	0.89*	−0.88*
	握力(kg)	28.4±5.99	28.4±5.37	26.7±5.16	0.19	−6.13*
	背力(kg)	76.0±19.82	70.3±18.12	68.6±17.45	−7.46*	−2.41*
	纵跳(cm)	24.4±7.00	27.0±7.32	24.1±5.19	10.94*	−11.04*
	1分钟仰卧起坐(times)	21.2±12.31	22.1±10.59	22.9±10.83	4.26*	3.21*
	坐位体前屈(cm)	10.6±6.88	10.5±7.28	8.8±7.95	−0.43	−5.44*
	选择反应时(s)	0.51±0.11	0.51±0.11	0.48±0.07	−2.14*	−3.98*
	闭眼单脚站立(s)	51.5±52.56	38.6±32.79	35.6±30.84	−25.03*	−7.79*

3.3 成年乙组

男性成年乙组体重、胸围、腰围十年间呈递增趋势,环比差异有显著性($p <$ 0.05),身高、臀围呈先增长后下降趋势,BMI、肩胛部皮褶厚度和腹部皮褶厚度呈先下降后增长趋势,而上臂部皮褶厚度呈递减趋势;女性成年乙组身高呈持续下降趋势,环比差异有显著性($p < 0.05$),体重、BMI、胸围、臀围、肩胛部皮褶厚度和腹部皮褶厚度呈先下降后上升趋势,上臂部皮褶厚度呈先增长后下降趋势,腰围呈持续增长趋势。说明十年来成年乙组人群中心性肥胖越来越多。

男性成年乙组安静脉搏和肺活量十年间呈先增长后下降趋势,收缩压和舒张压呈先下降后上升趋势,环比差异有显著性($p < 0.05$);女性成年乙组安静脉搏、舒张压、肺活量呈持续下降趋势,收缩压呈先下降后上升趋势;男女台阶指数呈持续上升趋势。表明十年来成年乙组人群心血管系统对运动负荷的反应能力提高,但呼吸机能有所下降。

男性成年乙组握力、选择反应时十年间呈先增长后下降趋势,但下降幅度高于增长幅度,坐位体前屈和闭眼单脚站立呈递减趋势,环比差异有显著性($p < 0.05$);女性成年乙组握力、闭眼单脚站立十年间呈持续下降趋势,坐位体前屈和选择反应时呈先增长后下降趋势,且下降幅度大于增长幅度,环比差异有显著性($p < 0.05$)。表明十年来成年乙组人群力量素质、柔韧素质、平衡能力有所下降,反应能力有所提高(见表 5)。

表 5　成年乙组三次体质监测结果比较

性别	指　　标	2000 年	2005 年	2010 年	05 与 00 的环比	05 与 10 的环比
男	身高(cm)	167.4±6.09	167.9±5.70	167.5±5.93	0.30*	−0.25*
	体重(kg)	66.6±9.18	66.8±9.20	67.7±9.60	0.36	1.31*
	BMI(kg/m²)	23.7±2.77	23.7±2.79	24.1±2.92	−0.24	1.83*
	胸围(cm)	89.4±6.68	90.6±6.43	92.0±6.42	1.30*	1.63*
	腰围(cm)	81.8±8.42	83.1±8.55	84.8±8.92	1.53*	2.04*
	臀围(cm)	92.8±6.48	92.8±6.22	92.0±5.71	0.05	−0.90*
	上臂部皮褶厚度(mm)	12.6±6.40	11.7±6.65	10.0±4.91	−7.29*	−14.51*
	肩胛部皮褶厚度(mm)	17.3±7.04	16.6±7.04	16.7±6.77	−3.94*	0.41
	腹部皮褶厚度(mm)	22.8±9.45	22.2±9.23	22.3±8.54	−2.52*	0.50
	安静脉搏(beats/min)	76.4±8.98	76.7±9.14	75.4±8.88	0.38*	−1.62*
	收缩压(mmHg)	123.7±15.97	123.0±15.48	124.6±15.52	−0.52*	1.30*
	舒张压(mmHg)	79.6±10.31	78.7±9.79	80.5±10.10	−1.18*	2.23*

续表

性别	指 标	2000 年	2005 年	2010 年	05 与 00 的环比	05 与 10 的环比
男	肺活量(ml)	3091±753.73	3140±743.73	3109±746.95	1.56*	−0.99*
	台阶指数	58.8±11.01	60.7±9.68	60.8±10.65	3.21*	0.13
	握力(kg)	44.5±9.62	45.0±8.27	43.5±7.75	1.13*	−3.32*
	坐位体前屈(cm)	5.7±7.97	5.2±7.74	3.6±8.63	−8.97*	−6.20*
	选择反应时(s)	0.55±0.13	0.57±0.17	0.53±0.12	3.80*	−7.47*
	闭眼单脚站立(s)	27.8±30.65	22.7±22.97	18.9±21.16	−18.13*	−16.66*
女	身高(cm)	157.5±5.11	157.2±5.23	156.7±5.48	−0.23*	−0.29*
	体重(kg)	57.8±7.75	57.3±7.77	58.0±8.00	−0.89*	1.19*
	BMI(kg/m²)	23.3±2.85	23.2±2.87	23.6±2.97	−0.43*	1.79*
	胸围(cm)	87.3±6.83	87.2±6.78	87.3±6.31	−0.16	0.14
	腰围(cm)	76.5±7.98	77.1±8.35	79.9±8.85	0.79*	3.64*
	臀围(cm)	92.3±6.32	91.6±6.33	92.1±5.64	−0.70*	0.48*
	上臂部皮褶厚度(mm)	18.3±7.11	19.4±7.60	19.2±5.80	6.09*	−0.99
	肩胛部皮褶厚度(mm)	20.2±7.76	20.2±7.71	20.7±7.57	−0.35	2.37*
	腹部皮褶厚度(mm)	26.7±9.96	26.3±9.32	26.3±7.83	−1.46*	0.01
	安静脉搏(beats/min)	76.8±8.95	76.5±8.53	74.7±8.13	−0.43*	−2.24*
	收缩压(mmHg)	119.2±16.52	119.2±16.29	118.8±16.58	−0.04	−0.28
	舒张压(mmHg)	76.2±9.85	75.7±10.17	75.9±9.73	−0.66*	0.25
	肺活量(ml)	2268±590.46	2169±590.74	2073±572.11	−4.40*	−4.38*
	台阶指数	60.2±11.27	63.1±10.08	63.5±10.57	4.86*	0.59*
	握力(kg)	28.8±6.55	27.7±5.66	25.8±5.33	−3.63*	−7.01*
	坐位体前屈(cm)	8.6±7.34	9.3±7.34	7.2±8.09	8.27*	−7.20*
	选择反应时(s)	0.58±0.14	0.60±0.18	0.56±0.14	3.11*	−6.04*
	闭眼单脚站立(s)	23.7±28.99	20.6±22.21	15.9±18.38	−12.96*	−22.87*

3.4 老年人

男女老年人身高十年间呈先增长后下降趋势,下降幅度大于增长幅度;体重、BMI 呈先下降后上升趋势,上升幅度大于下降幅度;男女胸围和女性腰围呈递增趋势,男性腰围呈先下降后上升趋势,上升幅度大于下降幅度,环比差异有显著性($p<0.05$);臀围和三个部位的皮褶厚度呈递减趋势,环比差异有显著性($p<0.05$)。表明十年来老年人身体形态变矮、变胖了,但皮下脂肪变少了。

男女老年人安静脉搏、收缩压十年间呈持续下降趋势,舒张压呈先下降后上升趋势,且上升幅度小于下降幅度;男性肺活量呈先增长后下降趋势,且下降幅度大于上升幅度,女性呈持续下降趋势。表明十年来老年人呼吸机能水平有所下降。

男女老年人握力、坐位体前屈、闭眼单脚站立十年间呈先增长后下降趋势,女性选择反应时呈先下降后上升趋势,男性选择反应时呈持续下降趋势,除男性握力外,其他身体素质指标 2010 年均低于 2000 年,环比差异有显著性($p<0.05$)。表明十年来老年人柔韧素质、平衡能力有所下降,反应能力有所提高(见表6)。

表 6　老年人三次体质监测结果比较

性别	指　标	2000 年	2005 年	2010 年	05 与 00 的环比	05 与 10 的环比
男	身高(cm)	165.0±6.39	165.1±6.13	164.8±5.95	0.07	−0.19
	体重(kg)	63.9±10.05	63.4±9.46	64.4±9.51	−0.86	1.64*
	BMI(kg/m²)	23.4±3.23	23.2±2.98	23.7±2.96	−1.00*	2.01*
	胸围(cm)	89.0±7.15	89.7±6.58	90.8±6.54	0.78*	1.21*
	腰围(cm)	83.4±9.97	82.8±9.34	83.7±9.26	−0.71*	1.09*
	臀围(cm)	92.8±7.99	91.8±6.77	90.7±5.84	−1.13*	−1.11*
	上臂部皮褶厚度(mm)	13.8±7.62	11.7±6.45	9.8±5.03	−15.14*	−16.15*
	肩胛部皮褶厚度(mm)	17.8±7.61	16.6±6.98	15.9±7.02	−6.91*	−4.28*
	腹部皮褶厚度(mm)	21.9±9.76	20.7±9.26	19.9±8.53	−5.61*	−3.93*
	安静脉搏(beats/min)	77.2±9.99	76.7±9.44	74.3±9.57	−0.63	−3.19*
	收缩压(mmHg)	134.5±18.54	131.3±17.84	130.8±16.52	−2.42*	−0.39
	舒张压(mmHg)	80.5±9.92	79.3±9.96	79.9±9.41	−1.49*	0.79*
	肺活量(ml)	2507.3±713.67	2534.4±727.40	2469.3±695.88	1.08	−2.57*
	握力(kg)	36.0±7.83	38.0±8.14	36.5±7.52	5.70*	−4.13*
	坐位体前屈(cm)	2.7±8.59	2.9±8.14	0.7±8.65	0.88	−9.73*
	闭眼单脚站立(s)	10.5±13.04	12.3±15.36	9.6±11.74	16.59*	−21.60*
	选择反应时(s)	0.71±0.22	0.67±0.21	0.64±0.22	−5.56*	−4.15*

续表

性别	指　标	2000 年	2005 年	2010 年	05 与 00 的环比	05 与 10 的环比
女	身高(cm)	154.3±5.56	154.4±5.38	153.6±5.48	0.02	−0.48*
	体重(kg)	57.2±9.10	56.5±8.33	57.2±8.78	−1.15*	1.28*
	BMI(kg/m²)	24.0±3.45	23.7±3.19	24.2±3.27	−1.14*	2.19*
	胸围(cm)	87.5±8.65	88.1±7.69	88.2±7.00	0.74*	0.10
	腰围(cm)	80.8±9.83	81.4±9.24	84.4±10.04	0.74*	3.64*
	臀围(cm)	93.7±8.42	92.8±7.26	92.6±6.43	−0.88*	−0.27
	上臂部皮褶厚度(mm)	20.3±7.98	19.4±7.63	18.9±6.44	−4.50*	−2.35*
	肩胛部皮褶厚度(mm)	22.1±8.58	20.4±8.38	20.4±8.10	−7.47*	−0.40
	腹部皮褶厚度(mm)	30.0±10.90	27.5±9.87	27.4±8.76	−8.30*	−0.39
	安静脉搏(beats/min)	77.7±9.77	76.6±8.82	74.0±8.88	−1.53*	−3.38*
	收缩压(mmHg)	133.6±19.73	130.3±17.75	130.2±18.14	−2.43*	−0.09
	舒张压(mmHg)	78.4±10.17	77.4±9.86	78.2±9.58	−1.31*	1.05*
	肺活量(ml)	1849±608.78	1842.3±596.09	1655.9±514.13	−0.36	−10.12*
	握力(kg)	23.8±5.75	24.8±6.02	22.5±4.72	4.22*	−8.92*
	坐位体前屈(cm)	7.7±7.28	7.9±7.40	6.7±7.72	0.63	−4.34*
	闭眼单脚站立(s)	9.2±12.03	12.7±16.58	7.9±9.34	38.48*	−37.76*
	选择反应时(s)	0.75±0.25	0.70±0.22	0.72±0.27	−7.53*	2.83*

4　分析与讨论

从 2000—2010 年,我省经济飞速发展,全省生产总值从 2000 年的 6141 亿元上升到 2010 年的 27227 亿元,相应的医疗、文化、体育等公共设施配套建设也越来越完善。但是随着城市化进程的加速,人们的生活方式在逐渐改变,在体力活动越来越少的同时静态活动方式的时间却越来越多,高脂高能量的食物越来越受到人们的欢迎,工作压力的增大导致睡眠、心理等问题频繁出现。体质水平作为人的综合素质的基础,其现状及其发展趋势值得人们关注。

2010 年国家国民体质监测公报指出,全国幼儿身体形态生长发育水平呈持续增长趋势,身体素质呈持续增长趋势。这与我省三次监测结果趋势一样,说明 2000 年以来,国民生产总值不断提高,人们生活水平也在稳步提高,医疗设施逐渐健全,使得幼儿的营养、医疗、教育等都在提高,所以幼儿的生长发育水平以及身体素质水平也在逐步提高。

肥胖问题已成为全球最主要的健康问题之一。大量流行病学的研究已经证实，脂肪在体内的过度沉积对健康是有害的，超重和肥胖与很多慢性病密切相关，是冠心病和缺血性脑卒中的独立危险因素。据估计，与肥胖相关状态的支出占全美医疗总支出的 7%，每年直接或间接支出超过 11.7 亿万元。本研究发现，我省成年人和老年人十年间体重、腰围不断上升，超重肥胖率逐渐增高。2010 年，我省成年人肥胖率为 6.8%，老年人肥胖率为 10.0%，虽然低于全国平均水平（成年人 9.9%，老年人 13.0%），但是其走势不容忽视。此外，中心性肥胖问题也日益突出。有研究表明，男性腰围超过 85cm、女性腰围超过 80cm，患糖尿病的相对危险均增加 1.1 倍，空腹血糖受损的患病相对危险会增加 1.0 倍和 1.7 倍。腰围越大，糖尿病的患病风险及空腹血糖受损的患病风险则越大。本研究发现，我省成年乙组和老年组人群腰围增长比例 2005 年之后高于 2005 年之前，如不再加以控制，增长幅度会越来越大，将给人们的身体健康带来很大的隐患。

身体素质指标是反映国民素质很重要的指标，是体质的重要组成部分，也是日常生活活动必不可少的基本能力，与人的体型、体格、机能、神经反应和心理等均有密切的关系。研究证明，身体素质的好坏与遗传有关，另外还具有明显的可塑性，即与后天的生活方式、营养摄取和体育锻炼有着更密切的关系。本研究发现，我省成年人和老年人大部分身体素质如力量、平衡、柔韧素质等都出现了不同程度的下滑，仅反应能力在逐渐提高。这可能与成年人和老年人的体育锻炼活动不足有关。2007 年全国城乡居民参加体育锻炼现状调查显示，16 周岁及以上的城乡居民中达到"经常锻炼"标准的人数，占全国 16 周岁及以上总人口的 8.3%。年轻人参加体育锻炼次数较少，但强度较大，相比之下，老年人参加体育锻炼次数较多，但以小强度居多。城乡居民参加体育锻炼的障碍主要因素是"缺乏时间"和"缺乏场地设施"。肌肉力量和肌肉耐力能够改善或维持骨骼重量、糖耐量、肌腱完整性、去脂体重和基础代谢率，这些与骨质疏松、肥胖、糖尿病等慢性疾病都有关系。平衡能力是人们健康安全生活的基础和保证，尤其是老年人，平衡能力差的人易摔跤，从而导致更多的并发症。所以在建议人们多进行体育锻炼的情况下，推荐多进行中等强度及以上的身体活动，并且每周达到 3 次及以上，成年人每周至少 2 天进行维持或增加肌肉力量和耐力的运动。《中国成人身体活动指南》推荐，健康成年人每日身体活动量应达到 6～10 个千步当量，其活动内容可包含有氧运动、体育文娱活动、改善肌肉关节功能的活动（如关节柔韧性活动、抗阻力活动等）和日常生活及工作中的身体活动。但在各种身体活动中，每日至少应有 4～6 个千步当量中等强度有氧运动。作为各级体育行政部门，需要进一步加强全民健身活动的推广，加强科普知识的宣传与普及,增加体育设施场馆的人均使用量,培养一批优秀的社会体育指导员,营造一个体育健身的氛围,从而为提高人民的体质健康水平作出贡献。

5 结论与建议

5.1 结 论

2000—2010年幼儿生长发育水平逐渐提高,身体形态持续增长,柔韧素质、灵敏素质、平衡能力逐渐提高,力量素质有增有降。成年人身体形态逐步往横向发展,全身肥胖程度和中心性肥胖程度持续增长,女性成年人逐渐变矮;心血管机能有所提高,呼吸机能有所下降;力量素质、平衡能力、柔韧素质有所下降,反应能力有所提高;成年甲组的力量耐力素质有所提高。老年人身高逐渐变矮,身材逐渐变胖,但皮下脂肪逐渐减少;呼吸机能有所下降;柔韧素质、平衡能力有所下降,反应能力有所提高。

5.2 建 议

在做好国民体质监测工作的同时,需要加强对成年人和老年人的体质干预,提高其体育锻炼积极性,增加对这部分人群生活方式的宣教,以及采取相应的干预措施。

【参考文献】

[1] 国家体育总局.2010年国民体质监测公报.2011.

[2] 国家国民体质监测中心.2000年国民体质研究报告.北京:人民体育出版社,2003.

[3] 美国运动医学学会.ACSM运动测试与运动处方指南.王正珍主译.北京:人民卫生出版社,2010.

[4] 翟屹,赵文华,周北凡,等.中国成年人中心性肥胖腰围切点值的进一步验证.中华流行病学杂志,2006,27(7):560−565.

[5] 国家国民体质监测中心.中日国民体质联合调查报告.北京:人民体育出版社,2008.

[6] 江崇民,张彦峰,蔡睿,等.2007年中国城乡居民参加体育锻炼现状分析.体育科学,2009,29(3):9−19.

[7] 中华人民共和国卫生部疾病预防控制局.中国成人身体活动指南(试行).北京:人民卫生出版社,2011.

执笔人:安平

2000—2010年浙江省成年人身体形态比较研究

1 前 言

国民体质是社会生产力的组成要素，一个国家综合国力的体现，国民体质状况是社会文明和进步的重要标志。成年人是社会财富的主要创造者，是社会经济建设的核心力量，成年人体质状况不仅关系国家的发展和进步，更关系到民族的繁荣和昌盛。

各国政府经过多年对本国体育活动的跟踪调查发现，投资大众体育，推行全民健身计划，增强国民体质，是获得经济效益和社会效益的有效途径。提高国民体质也就是要为经济发展提供充足的、高质量的劳动力资源，国家经济的发展与成年人体质的动态变化关系极为密切。经济发展会影响成年人的工作方式和生活习惯，而工作方式和生活习惯的改变将直接影响成年人的体质变化(如形态、机能、素质、心理发展水平等)。成年人的体质变化又会制约国家经济的发展。经济的迅猛发展，必将使成年人承受越来越大的压力，若有关部门不对此引起重视并进行调整，会有越来越多的成年人体质下降，伤病增加，从而加大医疗开支。劳动力资源尤其是经过复杂培训上岗的劳动力资源缺乏，进而制约经济发展。WHO对各个国家和地区的检测指标和测试项目都进行了规范，旨在探求不同国家、不同地域、不同环境下人体体质指标存在的差异，寻求更为切实有效的评价体系和制定行之有效的改善方案。

浙江省是经济发展走在全国前列的省份之一，成年人是浙江经济发展的主力军。在经济迅猛发展的同时，对成年人的体质情况必须给予高度的重视。本研究通过对 2000 年、2005 年、2010 年浙江省体质监测数据进行统计分析，进一步深入分析和研究浙江省成年人身体形态特征、变化规律，以及存在的问题，为浙江省各地市的体质研究，乃至今后浙江省体质研究提供基础性资料；为进一步推动科学健身活动、卫生保健工作，为政府及有关部门的决策提供科学依据。本研究对浙江省杭州、温州、嘉兴三个国家点成年人身体形态状况进行分析，探求该地区 2000—2010 年农民、城镇体力劳动者、城镇非体力劳动者的身体形态变化情况,并针对存在的差异,提出对策和建议。

2 研究对象与方法

2.1 研究对象

本研究采用浙江省 2000 年、2005 年、2010 年三次国民体质监测数据,以杭州、温州、嘉兴三个国家点 20～59 岁健康且无疾病的成年人为研究对象。按照国家国民体质监测工作手册要求,将成年人分为农民、城镇体力劳动者和城镇非体力劳动者三类人群,每 5 岁为一个年龄组共 8 个组别,男、女共分 48 个组别。农民是指拥有农业户口、从事农业工作的人员;城镇体力劳动者是指拥有非农业户口、从事体力工作的人员;城镇非体力劳动者是指拥有非农业户口、从事脑力工作的人员(见表 1)。

表 1　浙江省成年人三次国民体质监测体质研究样本量分布

	农民		城镇体力劳动者		城镇非体力劳动者		总　计	
	男	女	男	女	男	女	男	女
2000 年	2214	2368	2288	2125	3510	3228	8012	7721
2005 年	3061	2972	2931	2684	3536	3595	9528	9251
2010 年	1234	1266	1273	1247	1281	1359	3788	3872
总计	6509	6606	6492	6056	8327	8182	21328	20844

2.2 研究方法

2.2.1 体质测试法

测试严格按照《2000 年国民体质监测工作手册》、《2005 年国民体质监测工作手册》、《2010 年国民体质监测工作手册》的测试细则进行。研究指标为 BMI 指数、WHR,测试仪器和器材均统一使用国家体育总局审定合格并指定的北京鑫东华腾公司的产品。

2.2.2 数理统计法

本研究利用 SPSS11.5 统计软件,对浙江省三个国家点肥胖数据进行独立样本 t 检验统计分析($p < 0.01$,非常显著性差异;$p < 0.05$,显著性差异)。

3　研究结果

3.1　2000—2010 年浙江省成年人身体形态比较

3.1.1　2000—2010 年浙江省成年人 BMI 比较

由表 2 可知,2000 年成年男子 20～24 岁、30～34 岁、45～49 岁、55～59 岁年龄组 BMI 指数小于 2005 年($p<0.01$),25～29 岁年龄组小于 2005 年($p<0.05$),其他年龄组不存在差异;2000 年成年男子 25～29 岁、30～34 岁、35～39 岁年龄组 BMI 指数小于 2010 年($p<0.01$),20～24 岁年龄组小于 2010 年($p<0.05$),其他年龄组与 2010 年相比不存在统计学意义上的差异,但同年龄组相比 2010 年大。2005 年男子各个年龄组 BMI 指数均小于 2010 年差异($p<0.01$)。结果表明,成年男子 BMI 指数呈逐年递增趋势。

成年女子 BMI 指数 2000 年与 2005 年不存在统计学意义上的显著性差异;2000 年女子 BMI 指数 20～24 岁年龄组小于 2010 年($p<0.01$),其他年龄组不存在统计学意义上的差异;2005 年女子 BMI 指数小于 2010 年($p<0.01$),其他年龄组不存在统计学意义上的差异。结果表明,成年女子 BMI 指数除 20～24 岁年龄组外,其他年龄组均不存在统计学意义上的差异。

表 2　浙江省成年男子 BMI 指数监测结果比较($\bar{x}\pm s$)

年龄组	性别	2000 年	2005 年	2010 年
20～24	男	21.27±2.73##	21.58±2.92**	21.93±3.33^^
	女	20.06±2.09	20.07±2.23**	20.64±2.34^^
25－29	男	22.24±2.75#	22.47±2.96**	23.05±3.13
	女	20.70±2.37	20.78±2.32	20.84±2.39
30～34	男	23.02±2.94	23.07±2.96**	23.72±3.20^^
	女	21.39±2.65	21.47±2.56	21.63±2.99
35～39	男	23.62±2.91##	23.24±2.86**	24.09±3.00^^
	女	22.11±2.74	22.03±2.61	22.21±2.62
40～44	男	23.72±2.66	23.80±2.94**	24.29±3.07^^
	女	22.94±2.91	22.74±2.67	22.96±2.72
45～49	男	24.03±2.63##	23.65±2.77**	24.30±2.83
	女	23.51±2.86	23.29±2.72	23.44±3.01
50～54	男	24.02±2.85	23.75±2.72**	24.43±3.01
	女	24.02±3.08	23.59±2.91	23.86±3.04
55～59	男	23.88±2.93	23.73±2.97**	24.17±3.23
	女	23.66±2.99	23.68±3.03	24.01±3.24

注:2005 年与 2000 年相比 ##$p<0.01$,#$p<0.05$;
　　2010 年与 2000 年相比 **$p<0.01$,*$p<0.05$;
　　2010 年与 2005 年相比 ^^$p<0.01$,^$p<0.05$,下同。

3.1.2 2000—2010 年浙江省成年人 WHR 比较

由表 3 可知,浙江省成年男子 WHR2000 年与 2005 年相比,除 50~54 岁、55~59 岁年龄组不存在统计学意义上的差异外,其他年龄组均呈 2000 年小于 2005 年($p<0.01$),2005 年小于 2010 年($p<0.01$)。

成年女子 WHR 除 40~44 岁、45~49 岁年龄组外,2000 年均小于 2005 年($p<0.01$);2000 年 WHR 小于 2010 年($p<0.01$);2005 年成年女子 WHR 除 25~29 岁年龄组外,均小于 2010 年($p<0.01$)。

表 3　　浙江省成年人 WHR 监测结果比较($x\pm s$)

年龄组	性别	2000 年	2005 年	2010 年
20~24	男	$0.82\pm0.06^{\#\#}$	$0.83\pm0.06^{**}$	$0.85\pm0.06^{\wedge\wedge}$
	女	$0.75\pm0.06^{\#\#}$	$0.77\pm0.06^{**}$	$0.79\pm0.06^{\wedge\wedge}$
25~29	男	$0.85\pm0.06^{\#\#}$	$0.86\pm0.06^{**}$	$0.88\pm0.06^{\wedge\wedge}$
	女	$0.78\pm0.06^{\#\#}$	0.80 ± 0.06	$0.80\pm0.06^{\wedge\wedge}$
30~34	男	$0.86\pm0.07^{\#\#}$	$0.88\pm0.06^{**}$	$0.90\pm0.06^{\wedge\wedge}$
	女	$0.78\pm0.06^{\#\#}$	$0.80\pm0.06^{**}$	$0.81\pm0.06^{\wedge\wedge}$
35~39	男	$0.87\pm0.07^{\#\#}$	$0.89\pm0.0^{**}$	$0.92\pm0.06^{\wedge\wedge}$
	女	$0.80\pm0.07^{\#\#}$	$0.81\pm0.06^{**}$	$0.83\pm0.06^{\wedge\wedge}$
40~44	男	$0.88\pm0.07^{\#\#}$	$0.89\pm0.06^{**}$	$0.93\pm0.06^{\wedge\wedge}$
	女	0.82 ± 0.83	$0.82\pm0.06^{*}$	$0.84\pm0.06^{\wedge\wedge}$
45~49	男	$0.88\pm0.06^{\#\#}$	$0.89\pm0.06^{*}$ *	$0.93\pm0.07^{\wedge\wedge}$
	女	0.83 ± 0.07	$0.83\pm0.06^{**}$	$0.86\pm0.07^{\wedge\wedge}$
50~54	男	0.89 ± 0.07	$0.90\pm0.06^{**}$	$0.93\pm0.06^{\wedge\wedge}$
	女	0.85 ± 0.08	$0.84\pm0.07^{**}$	$0.87\pm0.07^{\wedge\wedge}$
55~59	男	0.90 ± 0.07	$0.90\pm0.06^{**}$	$0.93\pm0.07^{\wedge\wedge}$
	女	$0.87\pm0.08^{\#\#}$	$0.86\pm0.07^{**}$	$0.88\pm0.07^{\wedge\wedge}$

3.2 2000—2010 年农村成年人身体形态比较

3.2.1 2000—2010 年农村成年人 BMI 指数比较

由表 4 可知,农村成年男子 BMI 指数 25~29 岁年龄组 2000 年小于 2005 年($p<0.05$),30~34 岁年龄组小于 2005 年($p<0.01$),其他年龄组不存在统计学意义上的差异;农村成年男子 20~24 岁年龄组 2000 年小于 2010 年($p<0.05$),25~29 岁、30~34 岁、45~49 岁、50~54 岁年龄组小于 2010 年($p<0.01$),其他年龄组均不存在显著性差异;农村成年男子 40~44 岁、45~49 岁年龄组 2005 年小于 2010 年($p<0.01$),其他年龄组均不存在统计学意义上差异。

农村成年女子 BMI 指数 30～34 岁年龄组 2000 年大于 2005 年($p<0.05$)，2000 年较大，其他年龄组均不存在差异；农村成年女子 20～24 岁年龄组 2000 年小于 2010 年($p<0.05$)，其他年龄组均不存在差异；农村成年女子 25～29 岁年龄组 2005 年大于 2010 年($p<0.05$)，55～59 岁年龄组 2005 年小于 2010 年($p<0.05$)，其他年龄组均不存在差异。

表 4　农村成年人 BMI 指数监测结果比较($x \pm s$)

年龄组	性别	2000 年	2005 年	2010 年
20～24	男	21.09±2.62	21.56±3.06	21.78±3.18^
	女	20.22±2.00	20.45±2.44	20.83±2.37^
25～29	男	22.05±2.88##	22.72±3.33	23.03±3.40^^
	女	21.11±2.41	21.31±2.36*	20.83±2.52
30～34	男	22.84±3.16##	23.28±3.03	23.77±3.52^^
	女	22.10±2.81#	21.71±2.40	22.08±2.99
35～39	男	23.74±2.94	23.40±3.30	23.91±3.00
	女	23.74±2.94	23.40±3.30	23.90±3.00
40～44	男	23.82±2.63	23.87±3.23	24.38±2.93
	女	23.58±3.37	23.54±2.82	23.47±2.74
45～49	男	23.63±2.70	23.77±3.12**	24.61±2.82^^
	女	24.12±2.98	23.73±3.09	23.85±2.76
50～54	男	23.68±2.89	23.51±2.67**	24.53±3.16^^
	女	24.26±3.11	23.80±3.02	24.10±3.12
55～59	男	23.45±3.16	23.33±2.85	24.10±3.09
	女	23.58±2.82	23.65±2.95*	24.13±3.24

3.2.2　2000—2010 年农村成年人 WHR 比较

由表 5 可知，农村成年男子 WHR 除 50～54 岁、55～59 岁年龄组外，其他年龄组 2000 年均小于 2005 年($p<0.01$)；农村男子 2000 年各个年龄组均小于 2010 年($p<0.01$)；农村男子除 25～29 岁、30～34 岁年龄组外，20～24 岁年龄组 2005 年小于 2010 年($p<0.05$)，其他年龄组 2005 年小于 2010 年($p<0.01$)。

农村成年女子 WHR 除 40～44 岁年龄组外，其他年龄组 2000 年均小于 2005 年($p<0.01$)；农村成年女子 2000 年各个年龄组均小于 2010 年($p<0.01$)；成年男子 WHR 除 25～29 岁、30～34 岁年龄组外，20～24 岁年龄组 2005 年小于 2010 年($p<0.05$)，其他年龄组 2005 年均小于 2010 年($p<0.01$)。

表 5　农村成年人 WHR 监测结果比较 $(x \pm s)$

年龄组	性别	2000 年	2005 年	2010 年
20～24	男	0.82±0.05##	0.84±0.06*	0.85±0.07^^
	女	0.76±0.06##	0.79±0.05*	0.80±0.06^^
25～29	男	0.85±0.06##	0.87±0.06	0.88±0.06^^
	女	0.79±0.07##	0.81±0.06	0.81±0.07^^
30～34	男	0.85±0.07##	0.90±0.06	0.90±0.06^^
	女	0.79±0.06##	0.82±0.06**	0.84±0.07^^
35～39	男	0.87±0.06##	0.90±0.06**	0.92±0.06^^
	女	0.81±0.07##	0.83±0.07	0.84±0.08^^
40～44	男	0.87±0,07##	0.90±0.06**	0.94±0.06^^
	女	0.83±0.06#	0.84±0.06**	0.86±0.07^^
45～49	男	0.88±0.06##	0.90±0.07**	0.94±0.08^^
	女	0.84±0.06	0.84±0.06**	0.88±0.06^^
50～54	男	0.88±0.06	0.89±0.06**	0.94±0.07^^
	女	0.85±0.06	0.86±0.07**	0.89±0.08^^
55～59	男	0.88±0.06	0.89±0.06**	0.94 ± 0.06^^
	女	0.86±0.06	0.87±0.07**	0.89±0.07^^

3.3　2000—2010 年城镇体力劳动者身体形态比较

3.3.1　2000—2010 年城镇体力劳动者 BMI 指数比较

由表 6 可知,城镇体力劳动者男子 BMI 指数 20～24 岁、35～39 岁年龄组 2000 年大于 2005 年 $(p<0.01)$,其他年龄组不存在差异;男子 25～29 岁年龄组 2000 年小于 2010 年 $(p<0.01)$,30～34 岁、35～39 岁、40～44 岁、55～59 岁年龄组小于 2010 年 $(p<0.05)$;男子除 40～44 岁、55～59 岁年龄组不存在差异外,其他年龄组男子均 2005 年小于 2010 年 $(p<0.01)$。

城镇体力劳动者女子 BMI 指数 20～24 年龄组 2000 年大于 2005 年 $(p<0.05)$,30～34 岁年龄组小于 2005 年 $(p<0.05)$,其他年龄组不存在差异;女子 20～24 岁、55～59 岁年龄组 2000 年小于 2010 年 $(p<0.01)$,30～34 岁、50～54 岁年龄组小于 2010 年 $(p<0.05)$,其他年龄组不存在差异;女子 20～24 岁、50～54 岁年龄组 2005 年小于 2010 年 $(p<0.01)$,55～59 岁年龄组小于 2010 年 $(p<0.05)$,其他年龄组不存在差异。

表 6   城镇体力劳动者 BMI 指数监督结果比较($\bar{x}\pm s$)

年龄组	性别	2000 年	2005 年	2010 年
20～24	男	21.77±2.70##	21.10±2.44**	21.81±3.65
	女	20.08±1.91#	19.78±2.05**	20.92±2.26^^
25～29	男	22.17±2.65	21.94±2.75**	23.07±2.87^^
	女	20.77±2.08	20.68±2.56	21.02±2.55
30～34	男	22.86±2.80	22.54±2.81**	23.55±3.34^
	女	21.19±2.52#	21.64±2.76	21.89±3.21^
35～39	男	23.45±2.91##	22.89±2.44**	24.06±2.87^
	女	23.45±2.91	22.89±2.44	24.06±2.87
40～44	男	23.29±2.25	23.51±2.77	23.96±3.08^
	女	22.77±2.61	22.54±2.47	22.96±2.48
45～49	男	24.15±2.51	23.23±2.61**	24.30±2.90
	女	23.07±2.63	23.31±2.73	23.50±2.77
50～54	男	24.01±2.58	23.54±2.65**	24.27±3.03
	女	23.50±3.04	23.45±3.08**	24.36±3.11^
55～59	男	23.20±2.65	23.71±2.52	23.87±3.11^
	女	23.18±2.95	23.48±3.19*	24.35±3.50^^

3.3.2   2000—2010 年城镇体力劳动者 WHR 比较

由表 7 可知,城镇体力劳动者男子 WHR 30～34 岁年龄组 2000 年小于 2005 年($p<0.01$),50～54 岁、55～59 岁年龄组 2000 年大于 2005 年($p<0.01$),35～39 岁年龄组 2000 年小于 2005 年($p<0.05$),其他年龄组不存在差异;城镇体力劳动者男子 WHR 除 55～59 岁年龄组不存在差异外,20～24 岁年龄组 2000 年小于 2010 年($p<0.05$),其他年龄组 2000 年均小于 2010 年($p<0.01$);城镇体力劳动者男子除 55～59 岁年龄组不存在差异外,20～24 岁年龄组 2005 年小于 2010 年($p<0.05$),其他年龄组 2005 年小于 2010 年($p<0.01$)

城镇体力劳动者女子 WHR 25～29 岁、30～34 岁年龄组 2000 年小于 2005 年($p<0.01$),40～44 岁、50～54 岁、55～59 岁年龄组 2000 年大于 2005 年($p<0.01$),其他年龄组不存在差异;城镇体力劳动者女子 WHR 除 55～59 岁、50～54 岁年龄组不存在差异外,20～24 岁年龄组 2000 年小于 2010 年($p<0.05$),其他年龄组 2000 年均小于 2010 年($p<0.01$);城镇体力劳动者女子 WHR 20～24 岁、35～39 岁年龄组 2005 年小于 2010 年($p<0.05$),45～49 岁、50～54 岁、55～59 岁年龄组小于 2010 年($p<0.01$),其他年龄组不存在差异。

表 7　城镇体力劳动者 WHR 监测结果比较($x \pm s$)

年龄组	性别	2000 年	2005 年	2010 年
20~24	男	0.84±0.07	0.84±0.05**	0.85±0.06^
	女	0.77±0.08	0.77±0.05*	0.79±0.06^
25~29	男	0.86±0.07	0.86±0.05**	0.88±0.06^^
	女	0.78±0.06##	0.81±0.06	0.79±0.06^^
30~44	男	0.87±0.07##	0.88±0.06**	0.90±0.06^^
	女	0.79±0.07##	0.81±0.06	0.81±0.06^^
35~39	男	0.89±0.08#	0.90±0.06**	0.92±0.06^^
	女	0.82±0.09	0.81±0.06*	0.82±0.06
40~44	男	0.89±0.08	0.89±0.06**	0.92±0.06^^
	女	0.84±0.12#	0.83±0.06	0.84±0.05
45~49	男	0.88±0.06	0.89±0.06**	0.92±0.06^^
	女	0.85±0.08	0.84±0.06**	0.85±0.06
50~54	男	0.92±0.08##	0.90±0.06**	0.94±0.06^^
	女	0.87±0.10##	0.85±0.07**	0.87±0.06
55~59	男	0.93±0.08##	0.91±0.06**	0.93±0.07
	女	0.91±0.10##	0.86±0.08**	0.89±0.07

3.4　2000—2010 年城镇非体力劳动者身体形态比较

3.4.1　2000—2010 年城镇非体力劳动者 BMI 指数比较

由表 8 可知,城镇非体力劳动者男子 BMI 指数 20~24 岁、55~59 岁年龄组 2000 年小于 2005 年($p < 0.01$),其他年龄组无差异;城镇非体力劳动者男子 BMI 指数 20~24 岁年龄组 2000 年小于 2010 年($p < 0.01$),30~34 岁、35~39 岁、40~44 岁年龄组小于 2010 年($p < 0.05$),其他年龄组无差异;城镇非体力劳动者男子 BMI 指数 30~34 岁、40~44 岁年龄组 2005 年小于 2010 年($p < 0.05$),35~39 年龄组小于 2010 年($p < 0.01$),其他年龄组无差异。

城镇非体力劳动者女子 BMI 指数 50~54 岁年龄组 2000 年大于 2005 年($p < 0.01$),其他年龄组无差异;城镇非体力劳动者女子 BMI 指数 50~54 岁年龄组 2000 年大于 2010 年($p < 0.01$),35~39 岁年龄组小于 2010 年($p < 0.05$),55~59 岁年龄组大于 2010 年($p < 0.05$),其他年龄组无差异;城镇非体力劳动者女子 BMI 指数 35~39 岁年龄组 2005 年小于 2010 年($p < 0.05$),其他年龄组无差异。

表 8 城镇非体力劳动者 BMI 指数监测结果比较($\bar{x}\pm s$)

年龄组	性别	2000 年	2005 年	2010 年
20～24	男	21.16±2.76##	22.02±3.12	22.22±3.12^^
	女	20.00±2.18	20.00±2.15	20.21±2.32
25～29	男	22.40±2.74	22.74±2.75	23.03±3.15
	女	20.34±2.51	20.43±2.27	20.67±2.12
30～34	男	23.40±2.87	23.34±2.96*	23.83±2.82^
	女	20.91±2.46	21.12±2.50	21.05±2.71
35～39	男	23.64±2.90	23.40±2.77**	24.29±3.12^
	女	23.64±2.90	23.40±2.77*	24.29±3.12^
40～44	男	24.02±2.76	23.97±2.76"	24.56±3.15^
	女	22.45±2.54	22.17±2.52	22.48±2.52
45～49	男	24.29±2.60	23.91±2.55	23.96±2.75
	女	23.23±2.80	22.91±2.29	22.97±2.90
50～54	男	24.32±3.03	24.16±2.79	24.48±2.84
	女	24.20±3.05##	23.51±2.66	23.22±2.81^^
55～59	男	24.84±2.70##	24.09±2.91	24.56±2.81
	女	24.29±3.08	23.82±2.97	23.51±2.88^

3.4.2 2000—2010 年城镇非体力劳动者 WHR 比较

由表 9 可知,城镇非体力劳动者男子 WHR 20～24 岁、25～29 岁、45～49 岁、50～54 岁年龄组 2000 年小于 2005 年($p<0.01$),其他年龄组无差异;城镇非体力劳动者男子 WHR 各个年龄组 2000 年小于 2010 年($p<0.01$);城镇非体力劳动者男子 WHR 除 25～29 岁、30～34 岁年龄组不存在差异外,20～24 年龄组 2005 年小于 2010 年($p<0.05$),其他年龄组小于 2010 年($p<0.01$)。

城镇非体力劳动者女子 WHR 20～24 岁、25～29 岁、30～34 岁、35～39 岁年龄组 2000 年小于 2005 年($p<0.01$),50～54 岁年龄组小于 2005 年($p<0.05$),其他年龄组无差异;城镇非体力劳动者女子 WHR 2000 年小于 2010 年($p<0.01$);城镇非体力劳动者女子 WHR 20～24 岁年龄组 2005 年小于 2010 年($p<0.05$),其他年龄组 2005 年均大于 2010 年($p<0.01$)。

表 9 城镇非体力劳动者 WHR 监测结果比较($x\pm s$)

年龄组	性别	2000 年	2005 年	2010 年
20～24	男	0.81±0.06##	0.83±0.06*	0.84±0.06^^
	女	0.74±0.05##	0.76±0.06*	0.78±0.06^^
25～29	男	0.84±0.06##	0.86±0.05	0.86±0.06^^
	女	0.76±0.05##	0.77±0.05**	0.79±0.06^^
30～34	男	0.86±0.06	0.87±0.06	0.89±0.06^^
	女	0.77±0.05##	0.78±0.05**	0.80±0.05^^
35～39	男	0.87±0.06	0.87±0.06**	0.91±0.05^^
	女	0.78±0.05##	0.79±0.06**	0.82±0.05^^
40～44	男	0.88±0.06##	0.89±0.06**	0.92±0.06^^
	女	0.80±0.05	0.80±0.05**	0.82±0.06^^
45～49	男	0.88±0.06##	0.89±0.06**	0.92±0.06^^
	女	0.81±0.05	0.81±0.05	0.84±0.06^^
50～54	男	0.88±0.07##	0.90±0.07**	0.92±0.06^^
	女	0.82±0.05#	0.83±0.05**	0.85±0.06^^
55～59	男	0.89±0.07	0.90±0.06**	0.92±0.06^^
	女	0.84±0.05	0.84±0.06**	0.86±0.06^^

4 分析与讨论

4.1 BMI 指数

BMI 指数即体质指数,是目前国际上常用衡量人体肥瘦程度的指标之一。BMI 指数的大小不仅反映人体机能和素质指数的变化情况,同时直接反映人的健康状况。

4.1.1 成年男子 BMI 指数

浙江省成年男子 BMI 指数各个年龄组 2000 年、2005 年、2010 年结果比较显示,2010 年 BMI 指数大于 2000 年和 2005 年($p<0.01$),表明近年来浙江省成年男子体型变胖。但三类人群不同年龄段体型的变化不完全相同,农村男子除35～39 岁、40～44 岁、55～59 岁年龄组无变化外,其他各年龄组体型都变胖;城镇体力劳动者男子除 40～44 岁、55～59 岁年龄组外,其他各个年龄组 2010 年均大于 2005 年($p<0.01$),除 20～24 岁、45～49 岁、50～54 岁年龄组外,其他各年龄组 2010 年均大于 2000 年($p<0.05$),提示城镇体力劳动者男子体型变化趋势与浙江省总体男子变化趋势相似(看三次,只要有一次增长均表述为

变胖);城镇非体力劳动者男子 BMI 指数 20～24 岁、30～34 岁、35～39 岁、40～44 岁年龄组体型变胖,但 55～59 岁年龄组的体型反而变瘦。造成总体上体型变胖的可能原因与近年来浙江省经济水平提高、营养条件改善和生活方式改变有一定的关系,特别是与体力活动减少有关,尤其是年轻的城镇非体力劳动者由于工作中体力活动较少,又不注重锻炼,则体型变胖的可能性就大大增加。

4.1.2 成年女子 BMI 指数

浙江省成年女子 20～24 岁年龄组,2010 年 BMI 指数大于 2000 年和 2005 年($p<0.01$),表明近年来 20～24 岁年龄组女子体型变胖,其他年龄组无变化。三类人群中不同年龄段变化不完全相同,农村女子除 20～24 岁、55～59 岁年龄组体型变胖外,其他年龄组无变化;城镇体力劳动者女子 20～24 岁、30～34 岁、50～54 岁、55～59 岁年龄组体型变胖,其他年龄组无变化;城镇非体力劳动者女子 50～54 岁、55～59 岁年龄组体形变瘦。造成浙江省成年女子体型总体上没有变化的原因可能是女子较为注意自己的体型变化,日常生活中膳食合理,但城镇体力劳动者女子 50～54 岁、55～59 岁年龄组体型变胖要引起注意。

4.2 WHR

WHR(腰臀比),指腰围与臀围的比值。它主要反映人体脂肪在腹部和臀部的分布情况,能较好地反映身体脂肪分布的特征。研究证实,健康危险性随着 WHR 比值的增加而增加,但是 WHR 的诊断标准有明显的年龄和性别特征。

4.2.1 成年男子 WHR

浙江省成年男子 WHR 除 50～54 岁年龄组外,三次质监测结果比较显示,2010 年大于 2000 年和 2005 年($p<0.01$),表明近年来浙江省成年男子腹部脂肪增多。三类人群中,农村男子除 25～29 岁、30～34 岁年龄组外,其他年龄组腹部脂肪显著增多($p<0.01$);城镇体力劳动者男子除 55～59 岁年龄组外,其他年龄组腹部脂肪显著增多($p<0.01$);城镇非体力劳动者男子各年龄组腹部脂肪均显著增多($p<0.01$)。造成浙江省成年男子总体上腹部脂肪增多的原因可能是近年来随着经济水平的发展,人们的生活方式改变,参加体育锻炼较少。

4.2.2 成年女子 WHR

浙江省成年女子 WHR 除 25～29 岁年龄组外,三次监测结果比较显示,2010 年大于 2000 年和 2005 年($p<0.01$),表明浙江省成年女子腹部脂肪分布呈显著增多。但三类人群女子 WHR 变化不完全相同,农村女子除 25～29 岁、35～39 岁年龄组外,其他年龄组腹部脂肪增多;城镇体力劳动者女子除 20～24

岁年龄组腹部脂肪有所增多外,其他年龄组无变化;城镇非体力劳动者女子各年龄组腹部脂肪显著增多($p < 0.01$)。浙江省成年女子总体上腹部脂肪增多可能是工作方式不同、生活环境差异和营养摄入不合理,而又缺乏锻炼引起的。城镇非体力劳动者女子和农村女子中老年人应引起注意。

5 结 论

(1)浙江省各年龄组成年男子体型均变胖,且差异非常显著,三类人群各年龄组的变化与浙江省成年男子趋势基本一致,但城镇非体力劳动者男子变胖趋于年轻化。成年女子20～24岁年龄组体型变胖,且差异非常显著,其他各年龄组无变化,三类人群中,城镇体力劳动者女子有四个年龄组体型变胖,应引起重视。

(2)浙江省除50～54岁年龄组外,各年龄组成年男子腹部脂肪分布增多,且差异显著,三类人群各年龄组腹部脂肪分布与浙江省成年男子变化基本一致。成年女子除20～25岁年龄组外,各年龄组腹部脂肪分布均有所增多且差异非常显著,三类人群各年龄组腹部脂肪分布与浙江省成年女子变化基本一致,应引起重视。

执笔人:岳海涛

浙江省 3～6 岁幼儿体质影响因素研究

1 前 言

一个国家的国民体质健康水平在很大程度上代表着这个国家的经济发展和科技水平,而幼儿是一个民族的未来。幼儿期是奠定人一生健康的重要时期,幼儿的体质健康水平在一定程度上又代表着一个民族未来的体质健康水平。因此,本文研究浙江省 3～6 岁幼儿体质,进一步丰富浙江幼儿体质数据库的内容,探索先天因素和后天因素与幼儿体质之间的关系,从而更好地开展幼儿体质研究工作。

2 研究对象与方法

2.1 研究对象

本研究对象为 2010 年浙江省 3～6 岁幼儿。幼儿分为城镇幼儿、农村幼儿两种人群,按性别分为四类样本。每一岁为一组,四类样本共计 16 个年龄组。每个地市的每一年龄组抽样 30 人,共 10 个地市,总样本量为 4800 人。城镇幼儿是指父母拥有非农业户口,本人生活在城镇的幼儿;农村幼儿是指父母拥有农业户口,本人生活在农村的幼儿。

表 1　浙江省 3～6 岁幼儿样本数($N=4800$)

城乡	男					女				
	总计	3 岁	4 岁	5 岁	6 岁	总计	3 岁	4 岁	5 岁	6 岁
乡村	1200	300	300	300	300	1200	300	300	300	300
城镇	1200	300	300	300	300	1200	300	300	300	300

2.2 研究方法

2.2.1 体质测试法

按照《2010 年国民体质监测工作手册》的要求,对有关测试指标进行规范测试。测试仪器为 2010 年国民体质监测统一仪器。测试指标包括幼儿身体形态(身高、坐高、体重、胸围和皮褶厚度)、身体机能(安静心率)、身体素质(立定跳远、网球掷远、坐位体前屈、10 米折返跑、走平衡木和双脚连续跳)三个方面。测试的程序和步骤,以及数据的检查和录入均按照《2010 年国民体质监测工作细则》的要求规范进行。

2.2.2 问卷调查法

按照《2010 年国民体质监测工作手册》的要求进行。问卷调查表为《2010年国民体质监测问卷调查》(幼儿部分),问卷内容包括幼儿本人情况(出生时体重和身长、出生时胎龄、出生后四个月内的喂养方式、参加文体特长班的情况、幼儿的主要看护人、睡眠等)和幼儿父母情况(父母亲的出生日期、身高、体重、职业、受教育程度及参加体育锻炼的情况等)。

2.2.3 数理统计法

对监测所得的相关数据,根据研究需要选择适用的统计方法,用 SPSS16.0统计软件进行统计处理。本研究主要选择的统计方法有:独立样本 t 检验、χ^2 检验、单变量多因素方差分析、相关分析等。

3 研究结果与分析

有关体质的影响因素,已有很多学者从不同的角度进行了深入的研究,一致认为影响体质因素最为重要的是遗传、身体锻炼和营养三大要素。此外,生活环境(自然环境、社会环境)和生活方式,以及人的心理对体质也产生一定程度的影响。所以,人体体质的影响因素是多方面的,错综复杂的。

在本研究中,幼儿体质的影响因素是国民体质监测预先研究制定的。由于这些因素分连续变量和离散变量,所以分别选择相关分析和单因素方差对幼儿体质影响因素进行分析。

3.1 遗传对幼儿体质的影响

遗传学的观点认为,一切人体的外在表现,都是遗传基因与环境因素相互作用的结果。所谓遗传,是指亲代的特征通过遗传的物质传递给后代的过程。

人类一切遗传性状都是在遗传信息的控制下,在发育的过程中,在环境的影响下从受精卵开始直到死亡,经过一系列的演变而形成的。人体的遗传性状为体质发展提供了可能,对人的身体形态、机能和素质发展有着重要影响。在 2010 年国民体质监测中,对幼儿体质影响较大的因素是父母亲的身高和体重。

3.1.1 遗传对幼儿身体形态的影响

人体形态在遗传上称为体表性状,它受到多基因遗传控制。它的形成同样受到多种因素的影响,其中遗传因素乃是最主要的。但遗传对组成体型各特征的影响大小又各不相同,男、女之间也有明显差别。表 2 提供了主要体形特征的遗传度。

表 2　主要体形特征的遗传度　　　　　　　　　　　　　单位:%

指标	男	女	指标	男	女	指标	男	女	指标	男	女
身高	75	92	腿长	77	92	盆宽	75	85	去脂体重	87	78
坐高	85	85	足长	82	82	头围	90	72	心脏面积	82	82
胸围	60	65	头宽	95	76	臀围	65	60	胸廓形态	90	90
体重	68	42	肩宽	77	70	腿围	60	65	膈肌形态	83	83
臂长	80	87	腰宽	79	63	肺面积	52	52			

资料来源:王家宏,《运动选材学 运动训练学 运动竞赛学》,广西师范大学出版社2005年版。

通过用父母亲身高、体重因素与幼儿身体形态指标进行相关分析,从表 3 可以看出,除父母亲身高对 BMI 以及母亲体重对坐高指数无统计学意义外,父母亲身高、体重对绝大多数指标相关性都显著,但从相关系数上看,其值都小于 0.2,处于很弱的相关性。这说明遗传对幼儿的身体形态指标都存在显著相关,但这种遗传在幼儿时期表现还不明显。遗传为幼儿的身体形态生长发育提供了可能,但遗传表现具有滞后性,要到一定的年龄才会表现出来,在幼儿时期父母亲的遗传度表现不高。

表 3　父母亲身高和体重对幼儿身体形态指标影响的相关分析

指标		父身高	父体重	母身高	母体重
身高	r	0.152**	0.134**	0.146**	0.109**
	p	0.000	0.000	0.000	0.000
坐高	r	0.155**	0.144**	0.149**	0.127**
	p	0.000	0.000	0.000	0.000
坐高指数	r	−0.058**	−0.033	−0.051**	−0.002
	p	0.000	0.000	0.000	0.000

指标		父身高	父体重	母身高	母体重
体重	r	0.134**	0.194**	0.123**	0.181**
	p	0.000	0.000	0.000	0.000
BMI	r	0.021	0.149**	0.015	0.173**
	p	0.139	0.000	0.291	0.000
胸围	r	0.089**	0.169**	0.079**	0.153**
	p	0.000	0.000	0.000	0.000
上臂皮褶	r	0.052**	0.132**	0.030**	0.086**
	p	0.000	0.000	0.041	0.000
肩胛皮褶	r	0.055**	0.121**	0.045**	0.117**
	p	0.000	0.000	0.002	0.000
腹部皮褶	r	0.063**	0.155**	0.051**	0.135**
	p	0.000	0.000	0.000	0.000

注：* $p < 0.05$，** $p < 0.01$，下同。

3.1.2 遗传对幼儿身体机能的影响

在表4中，对父母亲身高、体重与幼儿安静心率作相关性分析时发现，虽然父亲身高、体重与幼儿安静心率具有显著相关性，但从相关系数上看，是一个极小的值，是一个极弱相关的值。这说明2010年浙江省3～6岁幼儿的安静心率受遗传的影响不大。这与原有的研究结果保持一致，已有的研究表明遗传对安静心率的影响为33%。

表4　父母亲身高和体重对幼儿安静心率影响的相关分析

指标		父身高	父体重	母身高	母体重
安静心率	r	−0.043**	−0.047**	−0.018	−0.004
	p	0.003	0.001	0.22	0.773

3.1.3 遗传对幼儿身体素质的影响

运动素质的各种性状，是受多基因遗传控制的。它在形成过程中，还要受到环境、训练等因素的影响。人类运动能力的性状遗传是先天的，受遗传基因控制的，但它绝不意味着人一出生就能表现出来。因为它受到性状遗传发展变化的时间规律的制约，并且遗传有显性遗传和隐性遗传之分，即使是显性遗传，往往也要到生长发育的一定年龄阶段才能表现出它的遗传优势。表5提供了几项运动素质的遗传度。

表 5　几项运动素质的遗传度　　　　　　　　　单位：%

指标	遗传度	指标	遗传度	指标	遗传度
反应速度	75	反映潜伏时	86	无氧耐力	85
动作速度	50	绝对力量	35	有氧耐力	70
动作频率	30	相对力量	64	柔韧性	70

资料来源：王家宏，《运动选材学 运动训练学 运动竞赛学》，广西师范大学出版社 2005 年版。

表 6 是父母亲身高、体重与幼儿身体素质指标的相关分析结果，其中只有父亲身高与网球掷远有统计学意义。网球掷远能反映幼儿上肢力量和腰腹力量以及身体协调用力的综合能力，因为父亲身高与幼儿身高呈正相关，在这种综合能力相同时，身高较高的幼儿网球掷远成绩要好，但其相关系数极小、相关性极弱。这说明遗传因素在幼儿的各身体素质指标总体上无显著相关，但表 5 给出了运动素质是有遗传度的，或许由于遗传具有显性遗传和隐性遗传之分，某些遗传性状总体上呈隔代表现。

表 6　父母亲身高和体重对幼儿身体素质指标影响的相关分析

指标		父身高	父体重	母身高	母体重
立定跳远	r	0.017	0.008	−0.003	−0.008
	p	0.252	0.577	0.851	0.566
网球掷远	r	0.039**	0.024	0.022	0.013
	p	0.007	0.094	0.128	0.352
坐位体前屈	r	−0.011	0.002	−0.026	0.012
	p	0.438	0.873	0.075	0.070
10 米折返跑	r	−0.007	−0.024	0.024	0.011
	p	0.623	0.1	0.104	0.435
走平衡木	r	0.011	−0.012	0.027	−0.001
	p	0.463	0.412	0.065	0.940
双脚连续跳	r	0.008	−0.017	0.025	0.015
	p	0.605	0.254	0.089	0.310

3.2　优生优育对幼儿体质的影响

3.2.1　优生优育对幼儿身体形态的影响

在优生优育四个因素中，由于幼儿出生时体重和身长属于连续变量，而幼儿出生时胎龄和喂养方式属于离散变量，故分别进行相关分析和多因素方差分析。由表 7 可知，出生体重与坐高指数和皮褶厚度相关性不显著，出生身长与坐高指数相关性不显著，其他指标相关性都显著，但都属于弱相关。这说明优生因素与遗传因素类似,对幼儿的身体形态指标的影响程度在幼儿时期表现不明显。

表 7　优生优育对幼儿身体形态指标影响的相关、方差分析

指标		出生体重	出生身长		出生胎龄	喂养方式
身高	r	0.062**	0.066**	F值	5.827	1.767
	p	0.000	0.000	P	0.003	0.171
坐高	r	0.073**	0.068**	F值	6.073	2.733
	p	0.000	0.000	P	0.002	0.065
坐高指数	r	0.007	−0.028	F值	1.043	1.826
	p	0.633	0.07s	P	0.352	0.142
体重	r	0.102**	0.092**	F值	5.844	1.793
	p	0.000	0.000	P	0.003	0.167
BMI	r	0.116**	0.034*	F值	1.388	0.605
	p	0.000	0.035	P	0.262	0.546
胸围	r	0.095**	0.060**	F值	2.121	3.175
	p	0.000	0.000	P	0.120	0.042
上臂皮褶厚度	r	0.011	0.05**	F值	2.387	6.709
	p	0.499	0.001	P	0.092	0.003
肩胛皮褶厚度	r	−0.006	0.052**	F值	0.742	0.598
	p	0.711	0.001	P	0.476	0.550
腹部皮褶厚度	r	0.004	0.071**	F值	0.363	1.405
	p	0.768	0.000	P	0.695	0.245

3.2.2　优生优育对幼儿身体机能的影响

心率是心脏机械活动的频率,其安静时活动频率的快慢与心血管结构和功能有关,因此安静心率是代表幼儿心血管系统发育水平的重要机能指标。安静心率的遗传度为 33%,表 8 也显示幼儿出生时的体重、身长、胎龄和喂养方式与幼儿的安静心率无显著相关。说明优生优育水平没有对 2010 年浙江省 3～6 岁幼儿的安静心率产生影响。

表 8　优生优育对幼儿安静心率影响的相关、方差分析

指标		出生体重	出生身长		出生胎龄	喂养方式
安静心率	r	0.027	−0.013	F值	0.188	2.472
	p	0.072	0.431	P	0.828	0.085

3.2.3　优生优育对幼儿身体素质的影响

由表 9 可知,除幼儿出生身长与网球掷远有相关性外,出生体重和身长对

幼儿身体素质的其他指标都没有统计学意义。网球掷远是一项反映幼儿上肢力量和腰腹力量以及身体协调用力的综合指标,前面分析结果已显示父亲身高与网球掷远、幼儿身高呈正相关,而幼儿出生身长也与幼儿身高相关,在其他条件相同的情况下,身高决定了网球掷远的成绩。

根据优生理论,正常胎龄对幼儿身体的生长发育及体质具有正向影响。早产儿由于孕周小,其身体形态、体温调节系统、内脏各器官系统和神经系统的发育尚未成熟,一般体重都较轻,免疫功能较差,其体质的基础较差,如喂养不当,则会对幼儿体质的发育产生不利的影响。

表 9　优生优育对幼儿身体素质指标影响的相关、方差分析

指标		出生体重	出生身长		出生胎龄	喂养方式
立定跳远	r	0.018	0.028	F 值	5.478	1.735
	p	0.227	0.079	P	0.004	0.176
网球掷远	r	0.024	0.044**	F 值	1.940	2.084
	p	0.111	0.007	P	0.144	0.125
坐位体前屈	r	0.012	0.004	F 值	2.304	9.777
	p	0.425	0.816	P	0.100	0.000
10 米折返跑	r	0.009	−0.016	F 值	0.585	0.195
	p	0.567	0.319	P	0.374	0.823
走平衡木	r	−0.022	−0.025	F 值	1.389	2.195
	p	0.142	0.12	P	0.250	0.111
双脚连续跳	r	−0.008	−0.005	F 值	2.011	0.023
	p	0.597	0.755	P	0.134	0.977

由于胎龄和喂养方式分别对立定跳远和坐位体前屈存在影响,所以表 10、表 11 是进一步统计不同胎龄和不同喂养方式分别在立定跳远和坐位体前屈的均值比较。通过表中数据和方差检验,早产幼儿立定跳远的成绩最差,与足月和过期产幼儿存在显著差异,足月和过期产幼儿立定跳远成绩差异不显著。同理,人工喂养幼儿坐位体前屈的成绩最差,母乳喂养幼儿坐位体前屈的成绩最好,与人工喂养和混合喂养方式存在显著差异,人工喂养和混合喂养方式差异不显著。这说明正常胎龄对 2010 年浙江省 3～6 岁幼儿的爆发力和弹跳力最为有利,早产最差;母乳喂养方式对 2010 年浙江省 3～6 岁幼儿的髋、腰、躯干等部位关节的活动范围和肌肉韧带的伸展性最好,混合喂养方式其次,人工喂养方式最差。然而,浙江省幼儿母乳喂养的比例为 58.4%,与世界卫生组织提出 80% 的婴儿应在出生后四个月内得到母乳喂养的号召还有一定差距,所以要对这个问题引起重视。

表 10　胎龄因素对 2010 年浙江省 3～6 岁幼儿立定跳远影响统计($x \pm s$)

	早产	足月	过期产
立定跳远	79.0±25.8	82.1±24.2	84.7±25.2

表 11　喂养方式对 2010 年浙江省 3～6 岁幼儿坐位体前屈影响统计($x \pm s$)

	母乳喂养	人工喂养	混合喂养
坐位体前屈	11.5±4.2	10.9±4.4	11.1±4.4

3.3　生活环境对幼儿体质的影响

幼儿体质总分采用《国民体质测定标准》计算机应用系统的评分标准,将受试幼儿的 8 个单项指标(身高、身高标准体重、立定跳远、网球掷远、坐位体前屈、10 米折返跑、走平衡木和双脚连续跳)的得分相加。其分值越高,幼儿的体质发展水平越好。

生活环境因素是一个很大的范围,包括自然环境因素和社会环境因素,也是人们赖以生存的基本条件。在 2010 年国民体质监测中,与幼儿生活环境有关的因素包括:城乡(幼儿所在地)、幼儿的主要看护人、父母亲受教育程度、父母亲的职业,以及父母亲是否进行体育锻炼等。

由表 12 可知,在生活环境的影响因素中,城乡是影响浙江省幼儿体质的主效应,也就是说幼儿的生活所在地(城镇或乡村)是幼儿体质在生活环境中的决定性因素。有研究表明,发达地区的生活条件水平和文化教育水平与不发达的地区儿童的生长发育水平存在明显差异。我们知道,营养水平在很大程度上也影响着体质的发展水平,而营养水平又受物质生活条件决定,经济社会发展水平决定了物质生活水平、文化教育水平和医疗卫生条件等,所以经济状况对体质有着重要影响。我国现存的城乡二元经济结构导致了城乡和地域的发展不平衡,也造成了人们的经济收入不同,从而使地区与地区之间、地区内的不同人群之间的体质生长发育状况存在差别。浙江省城镇和乡村在经济收入上差距较大,从而造成城乡幼儿在营养水平等条件上的差距,这种差距是城镇幼儿体质总体上好于乡村幼儿的主要原因之一。

表 12　生活环境因素对幼儿体质影响的方差分析

		城乡	看护人	父亲学历	母亲学历	父亲职业	母亲职业	父亲锻炼	母亲锻炼
幼儿体	F 值	47.689	1.128	0.951	0.887	0.616	1.097	0.048	0.063
质总分	P	0.000	0.336	0.457	0.503	0.765	0.362	0.826	0.801

3.4 生活方式对幼儿体质的影响

幼儿体质总分采用《国民体质测定标准》计算机应用系统的评分标准,将受试幼儿的 8 个单项指标(身高、身高标准体重、立定跳远、网球掷远、坐位体前屈、10 米折返跑、走平衡木和双脚连续跳)的得分相加。其分值越高,幼儿的体质发展水平越好。

生活方式(狭义)是指人们个体或群体日常生活的习惯行为,包括饮食习惯、衣着习惯、运动习惯、作息习惯、交流习惯、个人嗜好等所有的生活习惯。2010 年浙江省国民体质监测中,与幼儿生活方式有关的指标包括:饮食、参加艺体特长班情况、上幼儿园情况、平均每天在幼儿园动态活动时间、平均每天睡眠时间。其中,饮食是指平均每周有几天吃到油炸食品(炸鱼、炸薯片等)、甜食(糖果、巧克力)、方便面、碳酸饮料(可乐、汽水等)、洋快餐、膨化食品;上幼儿园情况是指未上、半日、全日、寄宿。

由表 13 可知,生活方式的影响因素中,参加艺体特长班和动态活动时间是影响浙江省幼儿体质的主效应。

表 13 生活方式因素对幼儿体质影响的方差分析

		饮食	艺体特长班	上幼儿园情况	动态活动时间	每天睡觉时间
幼儿体质总分	F 值	1.412	23.123	1.035	12.129	0.790
	P	0.092	0.000	0.376	0.000	0.626

幼儿参加艺体特长班的选项是:①体育类特长班;②文艺类特长班;③两类都参加;④否。统计结果显示,69.2%的幼儿没有参加体育类、文艺类特长班,参加特长班的幼儿中,参加文艺类的多于参加体育类的,两类人群占总人群的比例分别为 22.0%和 4.3%,两类都参加的比例为 4.5%。经过方差检验,不参加艺体特长班的幼儿体质总分最低,与参加一类或两类都参加的幼儿存在显著差异,参加一类与参加两类的幼儿体质总分差异不显著。这表明参加艺体特长班更有利于幼儿体质的发展。而目前浙江省将近 70%的幼儿没有参加艺体特长班,在条件允许的情况下,建议给孩子提供一个活动和交流的平台。

表 14 体质总分与参加艺体特长班影响因素统计($x \pm s$)

	体育类特长班	文艺类特长班	两类都参加	否
幼儿体质总分	27.0±4.3	27.3±4.3	27.6±4.2	26.3±4.4

4 结 论

(1)2010 年浙江省 3～6 岁幼儿父母亲身高、体重对幼儿的身体形态指标存在相关性,但相关程度较弱,父母的遗传在幼儿期表现不明显。幼儿父母亲身高、体重对幼儿的身体素质总体上相关性不显著,即无明显遗传效应。

(2)2010 年浙江省 3～6 岁幼儿出生身长和体重对幼儿的身体形态存在较弱相关,出生胎龄是影响幼儿体型的主效应,喂养方式对幼儿的身体围度有一定的影响。优生优育因素对幼儿的安静心率无影响。正常胎龄对幼儿的爆发力和弹跳力最为有利;母乳喂养方式对幼儿的髋、腰、躯干等部位关节的活动范围和肌肉韧带的伸展性最好,混合喂养方式其次,人工喂养方式最差。

(3)2010 年浙江省 3～6 岁幼儿生活所在地(城镇或乡村)是影响幼儿体质的生活环境因素,参加艺体特长班和幼儿园动态活动时间是影响幼儿体质的生活方式因素。浙江省绝大多数幼儿没有参加艺体特长班,其体质总分低于参加艺体特长班的幼儿。

【参考文献】

[1]王家宏. 运动选材学 运动训练学 运动竞赛学. 桂林:广西师范大学出版社,2005.

[2]匡调元. 人体体质学. 上海:上海中医药大学出版社,1991.

[3]李健. 2005 年广西 3～6 岁幼儿体质研究. 北京体育大学学位论文,2006.

[4]郑德元,唐泽媛. 婴幼儿保健手册. 成都:四川科学技术出版社,1986.

执笔人:汪海滨

浙江省 20～39 岁城乡居民体质影响因素研究

1 前 言

体质是人体的质量,它是在遗传性和获得性基础上表现出来的人体形态结构、生理功能和心理因素的综合的、相对稳定的特征。体质是生命活动和劳动工作能力的物质基础。国民体质是国家经济建设和社会发展的物质基础,是综合国力的重要组成部分,也是反映一个国家、民族和社会发展与进步的重要标志。

改革开放以来,浙江省的经济取得了较快发展,特别是农村经济发展水平和农民收入水平在全国位居前列,但城乡之间依然存在明显差距。居民体质作为经济建设和社会发展的基础,城乡之间同样存在着差距,2000 年和 2005 年的国民体质监测数据显示,浙江省 20～39 岁城镇居民体质合格率分别为 83.12%和 95.67%,而农村则分别为 77.11%和 90.56%。虽然,2005 年比 2000 年的城镇和乡村居民体质均有很大程度的提高,但是,城乡之间一直保持着约 5 个百分点的差距。统筹城乡发展是科学发展观中五个统筹(统筹区域发展,统筹城乡发展,统筹经济社会发展,统筹人和自然和谐发展,统筹国内发展与对外开放)其中的一项内容。党的十六大提出"统筹城乡经济社会发展,建设现代农业,发展农村经济,增加农民收入,是全面建设小康社会的重大任务",解决好"三农"问题中的"农民"问题也是科学发展观核心要求以人为本的体现。农民作为农村发展的主体,其体质好坏直接关系到农村经济的发展。所以,体质作为个体劳动工作能力的物质基础,作为国家经济建设和社会发展的物质基础,同样离不开统筹城乡协调发展。浙江省为统筹城乡居民体质协调发展,鼓励乡村居民参与体育锻炼采取了多种措施。例如,进行"体育创强"评选,为多个村配备体育锻炼器材,建造体育场地,连续多年举行"送体质测试下乡"活动,等等。

国民体质是综合国力的重要组成部分,20～39 岁是国民体质监测分组中的成年甲组样本。这个群体是经济建设与社会发展的主体,做好 20～39 岁国民的体质研究是人民群众切身利益的体现,也是国家战略发展的需要。

2　研究对象与方法

2.1　研究对象

本研究按照《2010 年国民体质监测工作手册》要求,采取随机整群抽样的原则抽取测试对象,分农民、城镇体力劳动者和城镇非体力劳动者三种人群,按照性别分为六类样本,每 5 岁为一个年龄组(20～24 岁、25～29 岁、30～34 岁、35～39 岁),六类样本共计 24 个组别。每个地市每组抽取 30 人(金华市除外),共计 7200 人,其中,农民 2400 人,城镇体力劳动者 2400 人,城镇非体力劳动者 2400 人。

2.2　研究方法

2.2.1　体质测量法

测量工作由参加过在绍兴举办的国民体质监测技术人员培训班并取得合格证书的技术人员组成的各地市监测队完成,测试过程有专门的质量监督员进行现场监督,以确保严格按照《2010 年国民体质监测工作手册》的测试标准进行测试。实验仪器按照国家标准采用国民体质监测中心统一配发的监测器材。测试指标包括身体形态指标、身体机能指标和身体素质指标。身体形态指标包括:身高、体重、三围;身体机能指标包括:心率、肺活量、台阶实验;身体素质指标包括:坐位体前屈、握力、背力、纵跳、闭眼单脚站立、俯卧撑(男)/1 分钟仰卧起坐(女)、选择反应时。按照《2010 年国民体质监测工作手册》要求,每份数据登录书的测试指标缺失 2 项以上为无效样本,每日抽取当日测试人数的 5% 进行复测,连续 3 个测试日的误差率超过 10%,则这 3 个连续测试日的测试数据为无效数据。

2.2.2　问卷调查法

按照《2010 年国民体质监测数据登录书》成年甲组(20～39 岁)的问卷内容,对浙江省 20～39 岁居民进行包括受教育程度和职业类型、睡眠时间、工作性质及参加体育锻炼情况等方面的调查。问卷中的部分选项定量标准如下:

以静坐伏案为主,指用电脑、书写等工作状态。

工作中静坐伴有上肢活动,或者以站为主,指出租车司机、售货员、流水线组装工等职业的工作状态。

以走为主、搬运或举重物、挖掘,指工人、农民等的工作状态。

大强度体育锻炼,指锻炼时呼吸急促,心跳明显加快,出汗较多。

中等强度体育锻炼,指锻炼时呼吸、心跳加快,微微出汗。

小强度体育锻炼,指锻炼时呼吸、心跳与不锻炼时比,变化不大。

静态活动,指看电视、听广播、下棋、打麻将、读书、看报等状态。

2.2.3 数理统计法

数据采用《国民体质测定标准》计算机应用系统录入,用 SPSS16.0 统计软件进行统计。采用单因变量多因素方差分析法(General Linear Model,GLM)和卡方检验对受教育程度与职业类型、生活习惯和工作性质因素进行分析比较,并对体育锻炼因素进行 Spearman 等级相关分析,所用到的公式定义如下:

$$均值比较:T=\frac{\overline{x}_1-\overline{x}_2}{\sqrt{\frac{(n_1-1)S_1^2+(n_2-1)S_2^2}{n_1+n_2-2}\left(\frac{1}{n_1}+\frac{1}{n_2}\right)}} \tag{1}$$

$$卡方检验:\chi^2=n(\sum\frac{A^2}{n_R n_C}-1) \tag{2}$$

$$相关系数:R=1-\frac{6\sum_{i=1}^{n}D_i^2}{n(n^2-1)} \tag{3}$$

3 研究结果与分析

3.1 受教育程度和职业类型因素的影响

表 1 受教育程度和职业类型对体质影响的方差分析

	Ⅲ型平方和	df	均方	F	p
受教育程度	2025.205	6	337.534	16.422	0.000
职业类型	111.371	8	13.921	0.677	0.712
教育程度 * 职业类型	997.326	37	26.955	1.311	0.098

通过单因变量多因素方差分析法分析受教育程度和职业类型对居民体质的影响。由表 1 可知,受教育程度对体质的影响差异非常显著,职业类型对体质的影响不呈现显著差异,所以,以下对不同受教育程度居民体质进行比较。

由表 2 和图 1 分析可知,随着受教育程度的增高,居民体质的优秀和良好比例逐渐增高,经卡方检验,$p<0.01$,差异非常显著,表明不同文化程度居民体质差异非常显著。

表 2　不同受教育程度居民体质比较

		优秀	良好	合格	不合格	合计
小学及以下	人数	34	96	216	44	390
	%	8.7	24.6	55.4	11.3	100.0
中学	人数	509	1010	1515	328	3362
	%	15.1	30.0	45.1	9.8	100.0
大学及以上	人数	957	1181	1184	126	3448
	%	27.8	34.3	34.3	3.7	100.0
合计	人数	1500	2287	2915	498	7200
	%	20.8	31.8	40.5	6.9	100.0

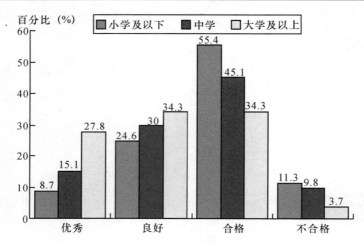

图 1　不同受教育程度居民体质比较

由表 3 和图 2 分析可知,城镇非体力劳动者的受教育程度最高,城镇体力劳动者次之,农民最低。

表 3　城乡居民受教育程度差异分析

		小学及以下	中学	大学及以上
农民	人数	256	1488	656
	%	10.7	62.0	27.3
城镇体力劳动者	人数	125	1496	779
	%	5.2	62.3	32.5
城镇非体力劳动者	人数	9	378	2013
	%	0.4	15.8	83.9
合计	人数	390	3362	3448
	%	5.4	46.7	47.9

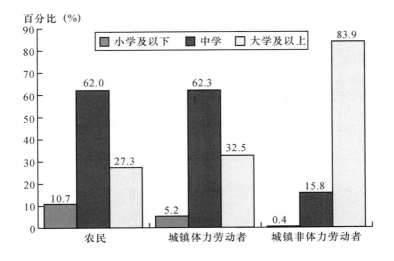

图 2　城乡居民受教育程度差异分析

　　综合以上分析可知,城乡居民受教育程度的差异成为影响城乡居民体质的一个重要因素,由此反映出,受教育程度的不同对健康的认识程度不同,受教育程度高者对健康的认识程度高,重视程度也高,直接关系到采取保持健康的手段有效与否,最终体现在体质的差异上。

3.2　生活习惯因素的影响

表 4　生活习惯对体质影响的方差分析

	Ⅲ 型平方和	df	均方	F	p
早餐情况	8.305	7	1.186	1.540	0.149
睡眠时间	13.725	9	1.525	1.980	0.038
熬夜情况	0.331	2	0.165	0.215	0.807
早餐情况 * 睡眠时间	37.071	51	0.727	0.944	0.589
早餐情况 * 熬夜情况	10.521	14	0.752	0.976	0.476
睡眠时间 * 熬夜情况	15.070	16	0.942	1.223	0.241
早餐情况 * 睡眠时间 * 熬夜情况	44.655	69	0.647	0.840	0.825

　　通过单因变量多因素方差分析法分析早餐情况、睡眠时间和熬夜情况对体质的影响。由表 4 可知,早餐情况、睡眠时间和熬夜情况等因素中仅睡眠时间对体质的影响呈显著性差异,故本研究分析城乡居民睡眠时间差异对体质的影响。

保证合理的睡眠时间能使身体得到充分休息,据相关调查显示,6~9 小时的睡眠时间是比较合理的,普通人的睡眠时间在 8.5 小时左右。由表 5 和图 3 分析可知,睡眠时间在 6 小时以下的居民体质优秀和良好比例最低,睡眠时间在 6~9 小时的优秀和良好比例最高。以上说明,缺乏睡眠影响体质,但是睡眠过多并不能保证体质的良好程度,合理的睡眠时间才是体质健康的保证。

表 5　不同睡眠时间居民体质比较

		优秀	良好	合格	不合格	合计
6 小时以下	人数	20	28	44	16	108
	%	18.5	25.9	40.7	14.9	100.0
6~9 小时	人数	1419	2136	2691	446	6692
	%	21.2	31.9	40.2	6.7	100.0
9 小时以上	人数	51	121	175	41	388
	%	13.1	31.2	45.1	10.6	100.0
合计	人数	1490	2285	2910	503	7188
	%	20.7	31.8	40.5	7.0	100.0

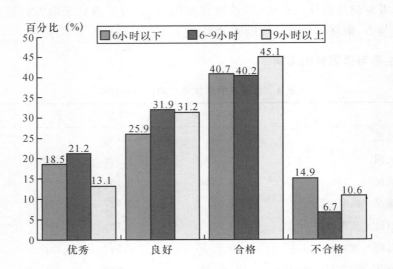

图 3　不同睡眠时间居民体质比较

表 6　城乡居民睡眠时间差异分析

		6 小时以下	6~9 小时	9 小时以上	合计
农民	人数	40	2190	165	2395
	%	1.7	91.4	6.9	100.0
城镇体力劳动者	人数	44	2225	129	2398
	%	1.8	92.8	5.4	100.0
城镇非体力劳动者	人数	24	2277	94	2395
	%	1.0	95.1	3.9	100.0
合计	人数	108	6692	388	7188
	%	1.5	93.1	5.4	100.0

由表 6 分析可知,城乡居民的合理睡眠时间比例高低依次为:城镇非体力劳动者、城镇体力劳动者和农民。综合以上分析可知,城乡居民的合理睡眠时间差异是造成城乡居民体质差异的因素之一。

3.3　工作性质因素的影响

由表 7 分析可知,以静坐伏案为主的工作状态和工作中静坐伴有上肢活动或者以站为主的工作状态对居民体质影响显著,反而是以走为主,搬运或者举重物、挖掘等工作状态对体质的影响不显著。

表 7　工作状态对居民体质影响的方差分析

	Ⅲ型平方和	df	均方	F	p
以静坐伏案为主	60.182	7	8.597	11.433	0.000
工作中静坐伴有上肢活动,或者以站为主	43.876	7	6.268	8.335	0.000
以走为主,搬运或举重物、挖掘	4.724	7	0.675	0.897	0.507
其他工作	76.739	86	0.892	1.187	0.116

表 8　城乡居民工作性质差异分析

		静坐伏案	动静结合	走动搬运	其他	合计
农民	人数	215	794	1367	24	2400
	%	8.9	33.1	57.0	1.0	100.0
城镇体力劳动者	人数	382	1390	613	15	2400
	%	15.9	57.9	25.5	0.7	100.0
城镇非体力劳动者	人数	1975	370	37	18	2400
	%	82.3	15.4	1.5	0.8	100.0
合计	人数	2572	2554	2017	57	7200
	%	35.7	35.5	28.0	0.8	100.0

结合表 7 和表 8 分析可知,以走为主,搬运或举重物、挖掘为主要工作方式的劳动者多为农民。城乡居民体质比较过程中发现农民体质与城镇居民体质相比较是处于劣势的,所以造成以走,搬运或举重物、挖掘为主的工作对体质影响不显著,这也证实体育学中一个非常重要的推理——体力劳动不能等同于体育锻炼。

3.4 体育锻炼因素的影响

表 9 体育锻炼强度与居民体质健康相关性分析

		总分	大强度 体育锻炼	中强度 体育锻炼	小强度 体育锻炼	静态活动
总分	r	1.000	0.174**	0.113**	0.057**	−0.041**
	p	.	0.000	0.000	0.000	0.001
	N	7200	7200	7200	7200	7200
大强度体育锻炼	r	0.174**	1.000	0.132**	0.097**	−0.057**
	p	0.000	.	0.000	0.000	0.000
	N	7200	7200	7200	7200	7200
中等强度体育锻炼	r	0.113**	0.132**	1.000	0.141**	−0.070**
	p	0.000	0.000	.	0.000	0.000
	N	7200	7200	7200	7200	7200
小强度体育锻炼	r	0.057**	0.097**	0.141**	1.000	−0.060**
	p	0.000	0.000	0.000	.	0.000
	N	7200	7200	7200	7200	7200
静态活动	r	−0.041**	−0.057**	−0.070**	−0.060**	1.000
	p	0.001	0.000	0.000	0.000	.
	N	7200	7200	7200	7200	7200

注:** $p < 0.01$,相关非常显著。

由表 9 分析可知,体育锻炼强度与居民体质呈显著相关,随着强度的增加,相关系数增加。静态活动与居民体质呈负相关,说明静态活动时间越长,居民体质健康程度越低。

表 10　城乡居民每周体育锻炼次数差异分析

			0 天	1～2 天	3～4 天	5 天及以上	合计
大强度体育锻炼	农民	人数	2227	87	40	46	2400
		％	92.8	3.6	1.7	1.9	100.0
	城体	人数	2212	115	49	24	2400
		％	92.2	4.8	2.0	1.0	100.0
	城非	人数	2040	228	75	57	2400
		％	85.0	9.5	3.1	2.4	100.0
中强度体育锻炼	农民	人数	2218	82	42	58	2400
		％	92.4	3.4	1.8	2.4	100.0
	城体	人数	2134	127	88	51	2400
		％	88.9	5.3	3.7	2.1	100.0
	城非	人数	2013	229	81	77	2400
		％	83.9	9.5	3.4	3.2	100.0
小强度体育锻炼	农民	人数	2198	72	49	81	2400
		％	91.6	3.0	2.0	3.4	100.0
	城体	人数	2166	92	59	83	2400
		％	90.2	3.8	2.5	3.5	100.0
	城非	人数	2051	158	78	113	2400
		％	85.4	6.6	3.3	4.7	100.0

　　由表 10 分析可知,不同体育锻炼强度,农民每周进行的体育锻炼次数均少于城镇居民,经卡方检验,不同强度下,城乡居民每周体育锻炼次数差异概率均小于 0.01,差异非常显著。

　　由表 11 分析可知,每次体育锻炼 30 分钟以下人数比例农民最高,其次城镇体力劳动者,最低为城镇非体力劳动者;每次体育锻炼 30～60 分钟人数比例农民最低,城镇非体力劳动者最高;每次体育锻炼 60 分钟以上的人数比例农民最低,其次是城镇体力劳动者,城镇非体力劳动者最高。经卡方检验,城乡之间每次体育锻炼时间差异概率小于 0.05,差异非常显著。

表 11 城乡居民每次体育锻炼时间差异分析

		30分钟以下	30~60分钟	60分钟以上	合计
农民	人数	1998	265	137	2400
	%	83.3	11.0	5.7	100.0
城镇体力劳动者	人数	1903	343	154	2400
	%	79.3	14.3	6.4	100.0
城镇非体力劳动者	人数	1640	448	312	2400
	%	68.3	18.7	13.0	100.0
合计	人数	5541	1056	603	7200
	%	76.9	14.7	8.4	100.0

综合以上分析,随着体育锻炼强度的增大,与体质的相关性提高,静态活动与体质呈负相关,城镇居民的每周体育锻炼次数和每次体育锻炼时间高于农民,差异非常显著。

4 结论与建议

4.1 结　论

城乡居民的受教育程度和体育锻炼习惯成为影响城乡居民体质差异的主要因素,部分生活习惯因素也对城乡居民体质产生影响。研究发现,受教育程度高者,体质优秀和良好比例高;随着体育锻炼强度的提高,与体质的相关性越高,其中,静态活动与体质呈负相关;睡眠时间在 6~9 小时的居民,其体质优秀和良好比例最高。

4.2 建　议

(1)按时作息,保证睡眠,形成合理的作息规律。研究中发现,睡眠时间在 6~9 小时的居民,体质良好及优秀比例最高,由此可见,合理的睡眠时间是体质健康的保证。所以,要按时作息,保证充足的睡眠,作息要有规律。

(2)重视体育,关注体质,养成坚持锻炼的习惯。随着强度的增大,体育锻炼与体质健康程度呈正相关,且相关程度增大;静态活动与体质健康程度呈负相关。由此可见,坚持体育锻炼对于体质健康非常重要,所以,应该养成体育锻炼的习惯,以增强体质,尤其是农民。

【参考文献】

[1]陈明达,于道中.实用体质学.北京:北京医科大学与中国协和医科大学联合出版社,1993.

[2]浙江省体育局.2000 年浙江省国民体质监测报告.杭州:浙江大学出版社,2002.

[3]浙江省体育局.2005 年浙江省国民体质监测报告.杭州:浙江大学出版社,2006.

执笔人:仇宏涛

浙江省老年人参加体育锻炼现状及体育锻炼对体质的影响

1 前 言

1.1 研究背景

伴随世界科学技术的进步,人类社会的发展进程不断加速。经济的高速增长,使得 21 世纪全球范围内发达国家与发展中国家无一例外地进入老年型社会。联合国在 1996 年就曾预测 2030 年老年人口将占世界人口总数的 16%。医疗技术的进步和经济水平的提高,使人均寿命延长和人口老龄化成为社会发展的必然。据第五次全国人口普查资料,我国于 2000 年进入人口老龄化社会。联合国和人口学家对我国未来人口趋势作了预测:到 2020 年,老年人口将达到2.48 亿,占总人口的 17.17%;到 2050 年,老年人口将超过 4 亿,老龄化水平推进到 30%以上。人口老龄化既是人类社会文明进步的标志,同时也给经济和社会发展带来重要影响。老龄问题已经成为关系我国国计民生和国家长治久安的重大社会问题。人口老龄化问题也成为社会学、人口学、经济学、人类学和体育学等众多学科领域研究的热点。

随着老龄问题的出现,体质和健康受到越来越多的关注。世界上多数国家对老年人的体质和健康状况及发展趋势给予极大的关注。各国政府投入大量的人力物力,致力于构建体质检测系统,研究体质现状和发展趋势,以期为政府决策提供依据。我国于 2000 年开始全国性的国民体质监测,且每五年一次。国民体质监测报告已成为国家掌握国民体质现状、制定全民健身计划和政策的重要依据。

浙江是全国较早进入人口老龄化的省份之一,自 20 世纪 80 年代末进入老龄化社会后,老年人口快速增长。据浙江省老龄办按户籍人口统计,截至 2008年底,全省 60 岁及以上老年人口 729.38 万人,占总人口的 15.56%。本研究通过问卷调查和指标检测两种途径,掌握和评价浙江省老年人的体质现状,分析老年人的体质变化特征及其影响因素,针对性地引导老年人科学健身,有效预防慢性疾病的发生,从而提高老年人的体质健康状况,缓解人口老龄化给经济、社会带来的压力。

1.2 研究目的

本研究通过对浙江省 10 个地市老年人的体质进行检测,以及对老年人参加体育锻炼的情况开展问卷调查,分析老年人体育锻炼的现状,结合体质检测结果分析体育锻炼对体质的影响。

2 研究对象与方法

2.1 研究对象

研究对象为浙江省 10 个地市的 60～69 岁的老年人。10 个地市分别为杭州、宁波、温州、台州、绍兴、湖州、嘉兴、衢州、舟山、丽水。对测试对象进行两类测试:(1)填写 2010 年国民体质监测的问卷调查表;(2)进行 2010 年国民体质监测的体质检测。具体做法是按照国家《2010 年国民体质监测工作手册》的要求,从 2010 年 4 月开始测试至 2010 年 8 月止。采取随机整群抽样的方法,对浙江省 60～69 岁老年人共计 4000 人进行了测试,剔除无效和异常数据,最后统计分析的样本为 3958 人。

表 1 样本分布情况

	60～64 岁		65～69 岁		城镇		农村		总计	
	人	%	人	%	人	%	人	%	人	%
男	1000	25.3	979	24.7	989	25.0	990	25.0	1979	50.0
女	995	25.1	984	24.9	987	24.9	992	25.1	1979	50.0
总计	1995	50.4	1963	49.6	1976	49.9	1982	50.1	3958	100.0

从表 1 看,本文研究对象性别分布平均;年龄分布上 60～64 岁略多于 65～69 岁;城乡分布上基本平均。

本文对研究对象采用三种方法分组,分别从年龄、城乡和体育锻炼三方面分组。具体如下:

(1)年龄分组:年龄按每 5 岁为一组分为两个组,分别为 60～64 岁和 65～69 岁两组。

(2)城乡分组:城乡按城镇、农村分为两组。城镇是指拥有非农业户口,生活在城市的老年人;农村是指拥有农业户口,生活在农村的老年人。

（3）体育锻炼分组：根据每周锻炼频率和每次锻炼时间的不同，研究对象分为三组，分别为经常锻炼组、偶尔锻炼组和不锻炼组。经常锻炼组，指每周锻炼3次及以上，每次锻炼30分钟及以上的老年人；偶尔锻炼组，指参加体育锻炼，但不能达到上述条件的老年人；不锻炼组，指不参加体育锻炼的老年人。

2.2 研究方法

2.2.1 问卷调查法

按照国家2010年国民体质监测老年人（60～69岁）问卷调查表，调查内容包括受教育程度、工作和生活方式、体力活动情况和体育锻炼情况等。问卷调查采用一对一问询的方式，由问询人员填表完成。填好的问卷经审核无误后收回。

2.2.2 体质测量法

（1）测试器材：国家体育总局统一下发的2010年国民体质监测测试器材，由鑫东华腾体育器材有限公司生产的"健民"国民体质检测系统。

（2）测试时间：从2010年4月始至2010年9月止，浙江省10个地市在此期间完成所有的测试工作。

（3）测试要求：严格按照《2010年国民体质监测工作手册》中规定的方法和测试细则执行。10个地市分别组建10个测试队，当地所有的测试工作由当地的测试队完成。测试队的测试人员必须经过培训，理论和操作考试合格后上任。测试队有一名队长和一名复测员，队长负责审核所有测试工作，复测员负责形态指标的复测，使误差率控制在5%之内。此外，为保证测试质量，每个测试队配有一名技术监督官，由省国民体质监测中心指派，技术监督官全程监督测试队的测试过程，统一测试方法、流程，规范操作。测试内容见表2。

表2　2010年老年人国民体质监测检测指标

指标分类	检测指标
形态	身高、体重、胸围、腰围、臀围、皮褶厚度（臂、肩、腰）
机能	安静脉搏、血压、肺活量
素质	坐位体前屈、握力、闭眼单脚站立、选择反应时

2.2.3 数理统计法

原始数据由SPSS储存，所有统计计算均由SPSS17.0软件处理。所使用的统计方法有：

（1）描述性统计分析：样本量、平均数、标准差、百分率。

（2）差异性检验：独立样本 t 检验、单因素方差分析（One Way ANOVA）。在做差异性检验之前，进行正态和方差齐性检验。对不同体育锻炼人群体质指标比较采用单因素方差分析。对问卷项目（定类和定序数据）采取列联表卡方检验（Crosstabs Chi-Square Tests）进行频数百分率统计和卡方检验。

（3）相关性检验：用等级相关（Spearman Correlation）对问卷项目进行相关性检验。

3 研究结果

3.1 浙江省老年人参与体育锻炼现状

基于问卷中对体育锻炼情况的调查，表 3 的调查结果显示，2010 年浙江省老年人中，经常参加体育锻炼的占 25.8%，偶尔参加体育锻炼的占 4.2%，不参加体育锻炼的最多，占 70%。有 30.6% 的男性老年人参加体育锻炼，高于女性的 29.5%。

分析体育锻炼参与程度与人口、社会学指标间的相互关系可见，体育锻炼参与程度与城乡和受教育程度中度相关（$p < 0.01$），与退休前职业、地市分类弱相关（$p < 0.01$），而与年龄、性别的相关无统计学意义（$p > 0.05$）（见表 4）。从人群分布上看，受教育程度高的人、管理和专业技术人员，体育锻炼参与程度也高。

从生活习惯和体力活动等方面分析与体育锻炼参与程度的相互关系可见，体育锻炼参与程度与每周散步天数呈弱正相关（$p < 0.01$），即参加体育锻炼越积极的人每周散步天数也越多。每周重、轻家务劳动天数与体育锻炼参与程度呈负相关（$p < 0.01$），即家务劳动越多，体育锻炼就越少（见表 5）。

由体育锻炼参与程度与疾病的相关分析可见，高血压、高血脂等慢性疾病与体育锻炼参与程度相关（见表 6）。

表 3 不同程度地参加体育锻炼的人数和百分比

	经常参加体育锻炼		偶尔参加体育锻炼		不参加体育锻炼		总计	
	人	%	人	%	人	%	人	%
男	512	25.9	92	4.7	1375	69.4	1979	100
女	508	25.7	76	3.8	1395	70.5	1979	100
总计	1020	25.8	168	4.2	2770	70.0	3958	100

表 4　体育锻炼参与程度与人口社会学指标间的相互关系

指标	R 值	p 值
年龄	0.000	0.973
城乡	0.332	0.000**
性别	−0.012	0.447
地市分类	−0.130	0.000**
受教育程度	0.333	0.000**
退休前职业	−0.198	0.000**

注：* $p<0.05$，** $p<0.01$。

表 5　体育锻炼参与程度与生活习惯、体力活动等指标间的相互关系

指标	R 值	p 值
熬夜	−0.053	0.001
每周散步天数	0.121	0.000**
每周重家务劳动天数	−0.239	0.000**
每周轻家务劳动天数	−0.062	0.001**
居住地体育锻炼场所或设施	−0.037	0.021*

注：* $p<0.05$，** $p<0.01$。

表 6　体育锻炼参与程度与疾病的相互关系

指标	R 值	p 值
患病情况	−0.038	0.017*
高血压	0.071	0.000**
高血脂	0.098	0.000**
糖尿病	0.054	0.001**
冠心病	0.016	0.311
消化性溃疡	0.028	0.083
骨关节炎	0.059	0.000**
慢性支气管炎	0.038	0.018*

注：* $p<0.05$，** $p<0.01$。

3.2　体育锻炼对老年人体质的影响

3.2.1　体育锻炼对身体形态的影响

BMI 指数既可反映人体充实度和营养状况，也可判定人的胖瘦程度。

比较不同体育锻炼组的老年人 BMI 指数可见,经常参加体育锻炼组、偶尔参加体育锻炼组和不参加体育锻炼组三组之间的差异无统计学意义(见表 7)。从 BMI 指数的平均值来看,男性经常参加体育锻炼组 BMI 指数>24,达到了超重标准,且高于偶尔和不锻炼组。女性经常参加体育锻炼组 BMI 指数的平均值最高。可见经常参加体育锻炼的老年人 BMI 指数具有较高的特征。

腰臀比反映了人体腹部脂肪堆积的程度。比较三组腰臀比之间的差异性可见,女性经常参加体育锻炼组腰臀比最低,且与不锻炼组有显著差异($p < 0.05$)(见表 8)。

表 7 不同体育锻炼人群 BMI 指数的比较

性别	经常参加体育锻炼 均值±标准差	偶尔参加体育锻炼 均值±标准差	不参加体育锻炼 均值±标准差
男	24.1±2.7	23.9±2.9	23.5±3.0
女	24.2±3.0	24.1±3.2	24.2±3.4

注:与不锻炼组比较,$^*p < 0.05$,$^{**}p < 0.01$;与偶尔锻炼组比较,▲$p < 0.05$,▲▲$p < 0.01$。

表 8 不同体育锻炼人群腰臀比的比较

性别	经常参加体育锻炼 均值±标准差	偶尔参加体育锻炼 均值±标准差	不参加体育锻炼 均值±标准差
男	0.93±0.06*	0.93±0.06	0.92±0.07
女	0.90±0.08*	0.91±0.08	0.91±0.08

注:与不锻炼组比较,$^*p < 0.05$,$^{**}p < 0.01$;与偶尔锻炼组比较,▲$p < 0.05$,▲▲$p < 0.01$。

3.2.2 体育锻炼对老年人身体机能的影响

肺活量是一个反映通气功能的指标,而通气过程是整个呼吸生理过程的重要部分。由表 9 可见,男性老年人经常参加体育锻炼组肺活量比不参加体育锻炼组肺活量高,且有非常显著差异($p < 0.01$),偶尔参加体育锻炼组比不参加体育锻炼组肺活量高,且有非常显著差异($p < 0.01$),经常参加体育锻炼组与偶尔参加体育锻炼组比较无统计学意义($p > 0.05$)。女性老年人经常参加体育锻炼组非常显著地高于不参加体育锻炼组($p < 0.01$),偶尔参加体育锻炼组显著地高于不参加体育锻炼组($p < 0.05$),经常参加体育锻炼组与偶尔参加体育锻炼组比较无统计学意义($p > 0.05$)。可见,参加体育锻炼的老年人的肺活量明显高于不参加体育锻炼的老年人。

表 9　不同体育锻炼人群肺活量的比较(ml)

性别	经常参加体育锻炼 均值±标准差	偶尔参加体育锻炼 均值±标准差	不参加体育锻炼 均值±标准差
男	2636.3±672.4**	2642.0±723.1▼▼	2395.2±690.2
女	1761.0±466.3**	1733.5±478.4▼	1598.3±487.5

注:经常锻炼组与不锻炼组比较,*$p<0.05$,**$p<0.01$;经常锻炼组与偶尔锻炼组比较, ▲$p<0.05$,▲▲$p<0.01$;偶尔锻炼组与不锻炼组比较,▼$p<0.05$,▼▼$p<0.01$。

3.2.3　体育锻炼对素质指标的影响

身体素质指标包括力量、速度、灵敏、柔韧、平衡能力、反应等指标。对反映身体柔韧性的指标坐位体前屈的比较可见,男性经常锻炼组高于不锻炼组,且有显著差异($p<0.05$);女性经常锻炼组非常显著地高于不锻炼组($p<0.01$),显著地高于偶尔锻炼组($p<0.05$),偶尔锻炼组显著地高于不锻炼组($p<0.05$)(见表10)。

表 10　不同体育锻炼人群坐位体前屈的比较(cm)

性别	经常参加体育锻炼 均值±标准差	偶尔参加体育锻炼 均值±标准差	不参加体育锻炼 均值±标准差
男	1.5±8.5*	0.3±8.2	0.4±8.7
女	8.5±7.7**▲	6.2±8.0▼	6.0±7.6

注:经常锻炼组与不锻炼组比较,*$p<0.05$,**$p<0.01$;经常锻炼组与偶尔锻炼组比较, ▲$p<0.05$,▲▲$p<0.01$;偶尔锻炼组与不锻炼组比较,▼$p<0.05$,▼▼$p<0.01$。

反映肌肉力量的握力比较显示(表11),男女老年人握力的平均值表现出经常锻炼组最高,不锻炼组最低的特征。男性经常锻炼组非常显著地高于不锻炼组($p<0.01$),显著高于偶尔锻炼组($p<0.05$);女性经常锻炼组非常显著地高于不锻炼组($p<0.01$)(见表11)。

反映老年人平衡能力的闭眼单脚站立的比较显示,男性参加体育锻炼与不参加体育锻炼比较无统计学意义($p>0.05$),女性经常参加体育锻炼组比不参加体育锻炼组闭眼单脚站立的时间长,且有非常显著的差异($p<0.01$)(见表12)。

反映老年人反应和灵敏性的选择反应时比较显示,男性和女性老年人均表现出经常参加体育锻炼组选择反应时快于不参加体育锻炼组,且有非常显著的差异($p<0.01$);偶尔参加体育锻炼组快于不参加体育锻炼组,男性有显著的差异($p<0.05$),女性有非常显著的差异($p<0.01$)(见表13)。

表 11　不同体育锻炼人群握力的比较（kg）

性别	经常参加体育锻炼 均值±标准差	偶尔参加体育锻炼 均值±标准差	不参加体育锻炼 均值±标准差
男	38.2±7.3**▲	36.5±7.2	35.8±7.5
女	23.4±4.4**	23.0±5.1	22.2±4.8

注：与不锻炼组比较，*p＜0.05，**p＜0.01；与偶尔锻炼组比较，▲p＜0.05，▲▲p＜0.01；偶尔锻炼组与不锻炼组比较，▼p＜0.05，▼▼p＜0.01。

表 12　不同体育锻炼人群闭眼单脚站立的比较（s）

性别	经常参加体育锻炼 均值±标准差	偶尔参加体育锻炼 均值±标准差	不参加体育锻炼 均值±标准差
男	7.6±4.4	8.3±5.8	7.3±5.0
女	7.4±4.5**	6.5±3.5	6.4±4.3

注：与不锻炼组比较，*p＜0.05，**p＜0.01；与偶尔锻炼组比较，▲p＜0.05，▲▲p＜0.01；偶尔锻炼组与不锻炼组比较，▼p＜0.05，▼▼p＜0.01。

表 13　不同体育锻炼人群选择反应时的比较（s）

性别	经常参加体育锻炼 均值±标准差	偶尔参加体育锻炼 均值±标准差	不参加体育锻炼 均值±标准差
男	0.57±0.12**	0.59±0.12▼	0.64±0.15
女	0.61±0.14**	0.63±0.16▼▼	0.69±0.17

注：与不锻炼组比较，*p＜0.05，**p＜0.01；与偶尔锻炼组比较，▲p＜0.05，▲▲p＜0.01；偶尔锻炼组与不锻炼组比较，▼p＜0.05，▼▼p＜0.01。

4　讨　论

4.1　2010 年浙江省老年人体育锻炼现状

　　2010 年浙江省有 30％的老年人参加体育锻炼，其中每周锻炼 3 次及以上、每次 30 分钟及以上的老年人有 25.8％，不参加体育锻炼的老年人仍然占大多数。男性老年人体育锻炼的积极性高于女性，有 30.6％的男性老年人参加体育锻炼，而女性仅有 29.5％，相差约 1％。研究发现，体育锻炼参与程度与城乡、受教育程度中度相关，与退休前职业、地市分类弱相关，可见从乡村到城镇，从经济欠发达到发达，伴随文化水平的提高，以管理、专业技术为职业的人，体育锻炼积极性也高。研究还发现，家务劳动越多的人，体育锻炼越少。患有高血压、高血脂等慢性病的人群,体育锻炼积极性较高。

对体育锻炼现状的研究显示,浙江省老年人参加体育锻炼的意识薄弱、积极性不高,教育文化水平低、经济不够发达、收入低,使大多数老年人尚未充分认识到体育锻炼对人体健康的重要性。这与国内的一些研究结果相似。可见体育健身的意义和健康知识在群众中的宣传和教育还远远不够。而家务多、居住地没有体育场所和设施成为制约老年人参加体育锻炼的一个相关因素。可见在扩大体育宣传和教育的同时,相关部门还须加强体育健身设施和体育场馆的建设和开放,尽可能地为老年人创造良好的体育锻炼环境,提高老年人参与体育锻炼的积极性。

4.2 体育锻炼对老年人体质的影响

为研究体育锻炼对老年人体质的影响,本研究分别从身体形态、机能、素质三方面比较不同体育锻炼组间的差异。研究发现,经常参加锻炼及偶尔参加锻炼的老年人与不锻炼的老年人有着非常明显的体质特征区别。男性老年人经常锻炼组 BMI 指数>24,说明经常锻炼的男性老年人体密度比较充实,有肥胖的体质特征。腰臀比值,男性老年人经常锻炼组明显高于不锻炼组,可见经常锻炼的男性老年人体脂较多;女性老年人经常锻炼组明显低于不锻炼组。男性经常锻炼组显示出肥胖的体质特征的现象,可能与参加体育锻炼的人群特征有关。在对体育锻炼现状的研究中发现,从农村到城市,伴随经济水平的发达程度、文化水平的提高,体育锻炼参与程度也逐渐上升。可以推断,经常锻炼的男性老年人,以文化水平高,曾经从事管理、专技类等文职工作的城市人群为主。退休前的文职工作大多久坐不动,加上不合理的膳食结构,使 55~59 岁的城市男性人群在成年人中腰臀比值较高。《2005 年中国国民体质监测报告》证实各年龄段男性成年人中,55~59 岁的城市男性腰臀比值最高。可见,经常锻炼的男性老年人在退休前恰恰可能以腰臀比值较高的城市男性老年人居多,这个人群特点反映出经常锻炼的男性老年人显示出肥胖的体质特征。

对三组锻炼人群身体机能指标的比较显示,经常锻炼组和偶尔锻炼组肺活量都显著地高于不锻炼组,表明经常锻炼组的肺功能要优于不锻炼组。这一结果与国内高力翔、王小燕、杜勤等学者的报道基本一致。参加体育锻炼可使气体交换的频率增加,呼吸肌的力量增强,扩大胸廓活动范围,使氧气与肺泡结合数量增加,肺活量增加,吸氧能力提高,从而达到增强肺功能的目的。

从身体素质指标上来看,老年人经常锻炼组身体素质指标明显好于偶尔锻炼组和不锻炼组,老年男性经常锻炼组主要体现在力量和反应速度,老年女性经常锻炼组主要体现在柔韧性、力量、平衡能力和反应速度。经常锻炼不仅有助于提高各项素质的最大值,还能延缓身体素质随年龄增长而下降的趋势。这对提高老年人的生活自理能力、改善生活质量具有重要的意义。

5 结论与建议

5.1 结论

(1)2010 年浙江省有 30% 的老年人参加体育锻炼,其中每周锻炼 3 次及以上、每次 30 分钟及以上的老年人有 25.8%,不参加体育锻炼的老年人仍然占大多数,男性老年人体育锻炼的积极性高于女性。

(2)从乡村到城镇,从经济欠发达到发达,伴随文化水平的提高,体育锻炼积极性逐渐上升。

(3)经常参加体育锻炼的老年人体质状况明显好于不锻炼的老年人,集中表现在肺活量、力量和反应速度等。

5.2 建议

(1)政府在大力发展全民健身计划的同时,要充分运用各种宣传媒体,加大宣传力度,特别是对农村老年人,要重点宣传科学健身的重要性,提高老年人的健身意识,加强健身知识的普及和锻炼方法的指导。

(2)加大对社区和农村体育设施的投资力度,使老年人有一个良好的体育锻炼环境,以吸引更多的老年人参加体育锻炼;组织形式多样的锻炼活动,鼓励社会体育指导员开展运动技术的指导,以及举办养生保健等知识讲座,充分调动老年人参加体育锻炼的积极性。

(3)建议结合地方实际,建立和完善体质监测评价体系和跟踪服务,把体质检测纳入社会福利保障体系,建立更加全面的老年人体质健康档案管理,并在此基础上加强对老年人体质动态变化的研究。

【参考文献】

[1]邢俊芳,等.中国 21 世纪经济走向.北京:中共中央党校出版社,1997.

[2]赵秋蓉,高炳宏.人口老龄化与老年人体质研究展望.体育科学,2000,4(20):61—65.

[3]国务院人口普查办公室,国家统计局人口和社会科技统计司.中国 2000 年人口普查资料.北京:中国统计出版社,2002.

[5]郭海英,余绍森.浙江省老年人体质现状及相关因素的调查分析.山东体育

学院学报,2004,20(2):56—57.

[6]高力翔,吴镇,王震,等.江苏省老年人群参与体育锻炼情况与其体质状况关系的调查.南京体育学院学报,1999,13(3):63.

[7]王小燕,周蓉晖,刘芳,等.有氧健身运动对城市老年人体质的影响.中国体育科技,2002,38(6):30—31.

[8]杜勤.深圳市国民体质研究报告.北京:北京体育大学出版社,2005.

[9]邓树勋,王健,黄玉山.运动生理学.北京:高等教育出版社,2001.

执笔人:陈文聪

浙江省社会经济发展与老年人体质变化关系研究

1 目的与对象

1.1 研究目的

从辩证的角度出发,阐释社会经济发展与体质之间的关系和基本理论。

通过对浙江省 2000 年和 2010 年老年人体质变化特征的分析,探讨造成老年人体质差异的原因,并分析社会经济发展对其造成的影响。

将浙江省按照不同的社会经济发展水平和发展速度划分为三个区域,探讨浙江省不同区域社会经济发展情况与老年人体质差异之间的关系。

1.2 研究对象

从小康社会的衡量标准和浙江省区域经济发展程度的角度,以地市人均GDP 与全省均值的百分比作为衡量区域经济发展差异的标准,将浙江省的区域经济发展分为以下三种类型:(1)始终保持较高发展水平和发展速度的地区称之为经济发达地区,包括杭州、宁波;(2)经济快速增长,排名不断靠前的城市称之为经济较发达地区,包括温州、绍兴、台州;(3)经济发展缓慢,增长速度落后于全省,排名逐渐后退的城市称之为经济欠发达地区,包括嘉兴、舟山、衢州。

体质测试对象为杭州、宁波、温州、嘉兴、绍兴、衢州、台州、舟山等 8 个城市60～69 岁的老年人,2010 年国民体质监测 3169 名(男 1583 名,女 1586 名),2000 年国民体质监测 2493 名(男 1317 名,女 1176 名)。监测人群分类情况见表 1。

表 1　监测人群分类汇总

监测时间	区域经济发展状况	乡村				城镇			
		60～64 岁		65～69 岁		60～64 岁		65～69 岁	
		男	女	男	女	男	女	男	女
2000 年	经济发达	135	97	150	107	128	188	161	156
	经济较发达	67	78	100	77	76	79	102	57
	经济欠发达	77	80	81	60	121	120	119	77
2010 年	经济发达	100	100	93	95	100	100	95	94
	经济较发达	150	149	148	150	150	149	147	150
	经济欠发达	150	150	150	150	150	149	150	150

　　实验仪器均为国家体育总局指定的体质监测器材,承担国家监测任务的监测队必须使用统一配备的器材进行监测。测试指标(见表 2)和标准、监测工作手册、数据登陆卡片和数据录入编制软件由国家国民体质监测中心统一编制下发。

表 2　测试指标

	测 试 指 标	派 生 指 标
身体形态	身高、体重、胸围、腰围、上臂部皮褶厚度、肩胛部皮褶厚度、腹部皮褶厚度	克托莱指数、BMI、腰臀比、腰胸比
身体机能	安静心率、肺活量、收缩压、舒张压	
身体素质	坐位体前屈、握力、闭眼单脚站立、选择反应时	

2　研究方法

2.1　文献资料法

　　通过 CNKI、EBSCO 和 Springerlink 数据库搜索查阅国内外体质研究和社会经济发展相关的硕博士论文和文献资料,全面系统了解国内外社会经济发展和老年人体质的研究现状,为本研究提供科学的理论依据。

2.2　访谈法

　　通过对多名体质监测专家和统计学专家进行反复咨询,确立本文研究体系及统计分析方法。

2.3 数据处理

原始数据由 SPSS 储存,所有数据的统计计算由 SPSS17.0 软件和 EXCEL 软件进行处理。对体质监测数据进行重复 ID 的筛选,并对缺失数据进行补漏处理,力求大数据处理的连续性和可操作性。所使用的统计方法:

(1) 描述性统计:样本量、平均数、标准差、百分率。

(2) 差异性检验:独立样本 t 检验、单因素方差分析(One Way ANOVA)。

3 研究结果

3.1 2000 年和 2010 年浙江省 60~69 岁老年人体质评价等级人数比例变化特征

根据国民体质监测老年人的评分标准,采用单项评分和综合评级进行评定。单项评分包括身高标准体重评分和其他单项指标评分,采用 5 分制。综合评级是根据受试者各单项得分之和判定,共分四个等级:一级(>23 分,优秀)、二级(21~23 分,良好)、三级(15~20 分,合格)、四级(<15 分,不合格)。任意一项指标无分者,不进行综合评级。

由图 1 和图 2 可知,与 2000 年相比,2010 年浙江省老年人的体质等级人数发生了以下变化:总人数中优秀的比例由 19% 降到 8%,下降了 11 个百分点;良好的比例由 33% 降到 23%,下降了 10 个百分点;合格的比例由 42% 增加到 57%,增加了 5 个百分点;不合格的比例由 6% 增加到 12%,增加了 6 个百分点。以上数据表明,浙江省老年人的体质呈下降趋势,情况不容乐观。其原因不仅受社会经济发展的影响,与个体的生活方式、体育锻炼、生活态度也存在十分紧密的联系。

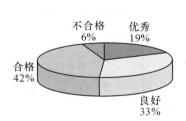

图 1 2000 年浙江省 60~69 岁
老年人体质评价等级人数比例

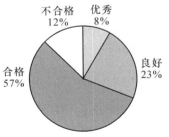

图 2 2010 年浙江省 60~69 岁
老年人体质评价等级人数比例

3.1.1 经济发达地区老年人体质评价等级人数比例变化特征

由图 3 和图 4 可知,与 2000 年相比,2010 年浙江省经济发达地区男性老年人的体质评定等级人数比例发生了以下变化:总人数中优秀的比例由 18% 降到 10%,下降了 8 个百分点;良好的比例由 25% 降到 23%,下降了 2 个百分点;合格的比例由 50% 增加到 60%,增加了 10 个百分点;不合格的比例保持不变。以上数据表明,浙江省经济发达地区男性老年人的体质评价等级总体呈下降趋势。

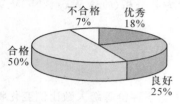

图 3　2000 年浙江省经济发达地区 60～69 岁男性老年人体质评价等级人数比例　　图 4　2010 年浙江省经济发达地区 60～69 岁男性老年人体质评价等级人数比例

由图 5 和图 6 可知,与 2000 年相比,2010 年浙江省经济发达地区女性老年人的体质评定等级人数比例发生了以下变化:总人数中优秀的比例由 18% 降到 9%,下降了 9 个百分点;良好的比例由 33% 降到 32%,下降了 1 个百分点;合格的比例由 41% 增加到 52%,增加了 11 个百分点;不合格的比例由 8% 降到 7%,下降了 1 个百分点。以上数据表明,浙江省经济发达地区女性老年人体质呈下降趋势。

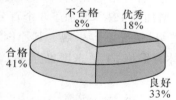

图 5　2000 年浙江省经济发达地区 60～69 岁女性老年人体质评价等级人数比例　　图 6　2010 年浙江省经济发达地区 60～69 岁女性老年人体质评价等级人数比例

3.1.2 经济较发达地区老年人体质评价等级人数比例变化特征

由图 7 和图 8 可知,与 2000 年相比,2010 年浙江省经济较发达地区男性老年人的体质评定等级人数比例发生了以下变化:总人数中优秀的比例由 16% 降到 9%,下降了 7 个百分点;良好的比例由 34% 降到 23%,下降了 11 个百分点;合格的比例由 45% 增加到 57%,增加了 8 个百分点;不合格的比例由 5% 增加到 11%,增加了 6 个百分点。以上数据表明,浙江省经济较发达地区男性老年人的体质呈下降趋势。

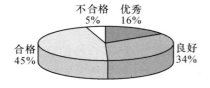 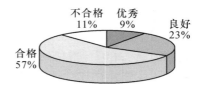

图 7　2000 年浙江省经济较发达地区 60～69　图 8　2010 年浙江省经济较发达地区 60～69
岁男性老年人体质评价等级人数比例　岁男性老年人体质评价等级人数比例

　　由图 9 和图 10 可知,与 2000 年相比,2010 年浙江省经济较发达地区女性
老年人的体质评定等级人数比例发生了以下变化:总人数中优秀的比例由 19%
降到 11%,下降了 8 个百分点;良好的比例由 32% 降到 22%,下降了 10 个百分
点;合格的比例由 43% 增加到 53%,增加了 10 个百分点;不合格的比例由 6%
增加到 14%,增加了 8 个百分点。以上数据表明,浙江省经济发达地区女性老
年人体质总体上呈下降趋势。

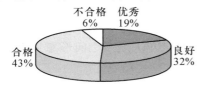 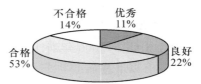

图 9　2000 年浙江省经济较发达地区 60～69　图 10　2010 年浙江省经济较发达地区 60～69
岁女性老年人体质评价等级人数比例　岁女性老年人体质评价等级人数比例

3.1.3　经济欠发达地区老年人体质评价等级人数比例变化特征

　　由图 11 和图 12 可知,与 2000 年相比,2010 年浙江省经济欠发达地区男性
老年人的体质评定等级人数比例发生了以下变化:总人数中优秀的比例由 22%
降到 6%,下降了 16 个百分点;良好的比例由 30% 降到 18%,下降了 12 个百分
点;合格的比例由 42% 增加到 61%,增加了 19 个百分点;不合格的比例由 6%
增加到 15%,增加了 9 个百分点。以上数据表明,浙江省经济欠发达地区男性
老年人的体质呈下降趋势。

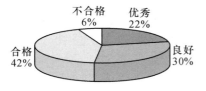 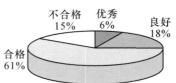

图 11　2000 年浙江省经济欠发达地区 60～69　图 12　2010 年浙江省经济欠发达地区 60～69
岁男性老年人体质评价等级人数比例　岁男性老年人体质评价等级人数比例

　　由图 13 和图 14 可知,与 2000 年相比,2010 年浙江省经济欠发达地区女性

老年人的体质评定等级人数比例发生了以下变化：总人数中优秀的比例由 20％降到 6％，下降了 14 个百分点；良好的比例由 40％降到 20％，下降了 20 个百分点；合格的比例由 37％增加到 59％，增加了 22 个百分点；不合格的比例由 3％增加到 15％，增加了 12 个百分点。以上数据表明，浙江省经济欠发达地区女性老年人体质合格的人数逐渐增加，但总体上仍然呈下降趋势。

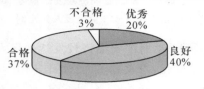

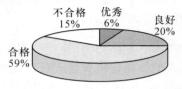

图 13　2000 年浙江省经济欠发达地区 60～69 岁女性老年人体质评价等级人数比例　　图 14　2010 年浙江省经济欠发达地区 60～69 岁女性老年人体质评价等级人数比例

3.2　2000 年和 2010 年浙江省 60～69 岁老年人体质变化特征

3.2.1　形态指标特征

由表 3 可知，2000 年浙江省 60～69 岁男性老年人城乡之间形态指标的比较结果具有以下特征：

城镇男性老年人身高高于乡村男性老年人（$p<0.05$）。城镇男性老年人腰围高于乡村男性老年人（$p<0.05$），其原因与城镇老年人生活水平优于乡村老年人有关。城镇男性老年人的腰臀比、腰胸比非常明显低于乡村男性老年人（$p<0.001$，$p<0.001$）。

与 2000 年相比，2010 年浙江省 60～69 岁男性老年人的城乡之间比较结果显示，上述城乡差异已经消失，而城镇男性老年人的肩胛部皮褶厚度和腹部皮褶厚度明显高于乡村男性老年人（$p<0.01$，$p<0.05$）。这两个指标与机体的肥胖程度密切相关，但这两个人群之间的 BMI 及克托莱指数并无差异。

表 3　2000 年和 2010 年浙江省 60～69 岁男性老年人形态指标比较

测 试 指 标	2000 年				2010 年			
	城镇	乡村	p		城镇	乡村	p	
身高(cm)	165.9±5.9	163.9±6.4	0.027	*	165.7±5.8	164.1±6.1	0.098	NS
体重(kg)	66.2±9.7	60.8±9.4	0.493	NS	66.4±9.5	63.2±9.4	0.911	NS
胸围(cm)	90.2±6.6	87.2±7.0	0.606	NS	92.1±6.7	90.7±6.4	0.094	NS
腰围(cm)	85.4±9.1	81.0±9.9	0.032	*	85.3±9.2	83.0±9.3	0.121	NS
臀围(cm)	94.9±7.2	90.2±7.5	0.561	NS	92.1±5.7	90.1±5.7	0.844	NS
上臂部皮褶厚度(mm)	15.7±7.8	13.2±7.5	0.258	NS	10.9±5.4	9.1±4.9	0.088	NS
肩胛部皮褶厚度(mm)	19.9±7.3	15.7±7.1	0.989	NS	18.4±7.2	13.9±6.5	0.001	**

续表

测试指标	2000 年			2010 年		
	城镇	乡村	p	城镇	乡村	p
腹部皮褶厚度(mm)	24.8±9.2	18.5±9.3	0.576 NS	22.5±8.1	17.8±8.4	0.024 *
克托莱指数	398.4±52.7	370.1±51.2	0.343 NS	400.6±52.0	384.8±50.5	0.712 NS
BMI	24.0±3.1	22.6±3.0	0.654 NS	24.2±3.0	23.4±2.9	0.558 NS
腰臀比	0.90±0.07	0.90±0.08	0.000 ***	0.93±0.07	0.92±0.07	0.123 NS
腰胸比	0.95±0.06	0.93±0.08	0.000 ***	0.93±0.06	0.91±0.06	0.643 NS

（NS：$p>0.05$ 差异不具有显著性，*：$p<0.05$ 具有显著性，**：$p<0.01$ 具有非常显著性，***：$p<0.001$ 具有高度显著性，下同）

由表 4 可知，2000 年浙江省女性老年人城乡之间形态指标的比较结果具有以下特征：

城镇女性老年人体重高于乡村女性老年人（$p<0.05$），在胸围、腰围、臀围三个指标方面也明显高于女性乡村老年人（$p<0.05$，$p<0.01$，$p<0.001$），城镇女性老年人肩胛部皮褶厚度和腹部皮褶厚度高于乡村女性老年人（$p<0.05$，$p<0.001$），而关于形态指标的派生指标，表明城镇女性老年人的克托莱指数高于乡村女性老年人（$p<0.05$），而腰臀比显著低于乡村女性老年人。这些均表明 2000 年城镇女性老年人的脂肪含量明显高于乡村女性老年人。2010 年浙江省 60~69 岁女性老年人的城乡之间比较显示，城镇女性老年人身高明显高于乡村女性老年人（$p<0.01$），并伴随着腰臀比低于乡村女性老年人（$p<0.001$），腰胸比高于乡村老年女性（$p<0.001$）。

表 4 2000 年和 2010 年浙江省 60~69 岁女性老年人形态指标比较

测试指标	2000 年			2010 年		
	城镇	乡村	P	城镇	乡村	P
身高(cm)	154.7±5.2	153.4±5.5	0.076 NS	154.4±5.2	153.3±5.7	0.003 **
体重(kg)	58.1±8.2	55.1±9.1	0.039 *	58.7±8.7	56.9±9.1	0.125 NS
胸围(cm)	88.7±7.6	85.9±9.1	0.001 **	88.8±6.9	87.9±7.2	0.190 NS
腰围(cm)	81.0±9.1	80.6±10.9	0.000 ***	86.0±10.4	83.7±10.0	0.215 NS
臀围(cm)	94.8±7.7	92.1±9.3	0.005 **	93.6±6.3	92.1±6.8	0.128 NS
上臂部皮褶厚度(mm)	21.0±7.7	20.1±7.9	0.814 NS	20.8±6.3	18.5±7.6	0.421 NS
肩胛部皮褶厚度(mm)	23.2±8.1	20.7±9.1	0.018 *	22.0±7.9	18.9±7.6	0.194 NS
腹部皮褶厚度(mm)	30.8±10.5	27.8±11.7	0.000 ***	28.5±8.3	25.6±8.4	0.742 NS
克托莱指数	375.6±50.1	358.7±55.5	0.046 *	379.6±51.9	370.2±54.0	0.116 NS
BMI	24.3±3.2	23.4±3.5	0.065 NS	24.6±3.3	24.1±3.4	0.084 NS
腰臀比	0.85±0.06	0.87±0.08	0.000 ***	0.92±0.08	0.91±0.07	0.000 ***
腰胸比	0.91±0.07	0.94±0.07	0.128 NS	0.97±0.09	0.95±0.07	0.000 ***

由表 5 可知,与 2000 年相比,2010 年浙江省 60~64 岁城镇男性老年人形态检测指标分析显示,反映人体皮下脂肪厚度的皮褶厚度指标中,腹部皮下脂肪含量有了显著的下降($p<0.01$),上臂部皮下脂肪含量下降极为明显($p<0.001$),其他指标均无显著性差异。与 2000 年相比,2010 年浙江省 60~64 岁乡村男性老年人形态检测指标分析显示,上臂部皮下脂肪含量、臀围、肩胛部皮下脂肪含量均有所下降($p<0.01$,$p<0.001$,$p<0.05$),腰胸比呈现显著性的降低($p<0.01$),其他均无显著性差异。上述检测指标的差异性与人体肥胖程度的脂肪含量有关,表明无论是乡村还是城镇,60~64 岁男性老年人的脂肪含量均有所下降。

表 5　2000 年和 2010 年浙江省 60~64 岁城乡男性老年人形态指标比较

测试指标	城　男			乡　男		
	2000 年	2010 年	p	2000 年	2010 年	p
身高(cm)	166.7±6.5	166.2±5.9	0.066　NS	164.5±6.1	164.6±6.0	0.513　NS
体重(kg)	67.4±10.0	66.3±9.5	0.759　NS	61.8±8.7	64.2±9.4	0.102　NS
胸围(cm)	90.5±8.1	92.0±6.5	0.512　NS	87.3±8.5	91.1±6.3	0.114　NS
腰围(cm)	85.1±10.2	84.7±8.7	0.155　NS	81.2±10.2	83.2±9.4	0.593　NS
臀围(cm)	94.8±8.3	91.8±5.9	0.143　NS	90.5±9.7	90.4±5.9	0.009　**
上臂部皮褶厚度(mm)	14.8±7.3	10.7±5.1	0.000　***	12.7±7.2	8.9±4.74	0.000　***
肩胛部皮褶厚度(mm)	19.8±7.2	18.2±7.0	0.831　NS	15.9±7.2	14.1±6.5	0.046　*
腹部皮褶厚度(mm)	24.6±9.0	22.6±8.0	0.003　**	18.9±9.2	18.2±8.5	0.114　NS
克托莱指数	403.5±53.7	398.4±51.5	0.890　NS	375.4±47.0	389.8±51.7	0.064　NS
BMI	24.2±3.1	24.0±2.9	0.596　NS	22.8±2.7	23.6±3.0	0.122　NS
腰臀比	0.90±0.07	0.92±0.06	0.290　NS	0.90±0.08	0.92±0.07	0.317　NS
腰胸比	0.94±0.07	0.92±0.06	0.070　NS	0.93±0.09	0.91±0.06	0.000　***

由表 6 可知,与 2000 年相比,2010 年浙江省 65~69 岁城镇男性老年人形态检测指标分析显示,臀围明显下降($p<0.001$),腹部皮下脂肪含量下降($p<0.05$),上臂部皮下脂肪含量下降明显($p<0.001$)。形态指标的派生指标克托莱指数、BMI、腰臀比、腰胸比均无显著性差异($p>0.05$)。与 2000 年相比,2010 年浙江省 65~69 岁乡村男性老年人形态检测指标分析显示,身高有所增加($p<0.05$),其原因可能与老年人生活水平改善有关。臀围的增加具有极显著差异($p<0.001$),上臂部皮褶厚度、肩胛部皮褶厚度、腹部皮褶厚度的检测值的下降也呈现显著性差异($p<0.001$,$p<0.01$,$p<0.01$)。形态指标的派生指标克托莱指数、腰胸比、BMI 增加明显($p<0.05$,$p<0.05$,$p<0.01$)。2000 年乡村男性老年人 BMI 的均值为 22.4±3.3,2010 年 BMI 的均值为 23.2±2.7,

虽然这种差异仍在 BMI 的正常值范围内,但是这种变动也说明 2010 年浙江省 65～69 岁乡村男性老年人具有肥胖的趋势。

表 6　2000 年和 2010 年浙江省 65～69 岁城乡男性老年人形态指标比较

测试指标	城　男				乡　男			
	2000 年	2010 年	p		2000 年	2010 年	p	
身高(cm)	165.7±5.8	165.2±5.7	0.809	NS	163.4±6.9	163.5±6.1	0.024	*
体重(kg)	65.7±9.8	66.7±9.5	0.348	NS	59.9±9.9	62.1±9.1	0.125	NS
胸围(cm)	89.9±6.7	92.0±6.9	0.530	NS	86.2±8.2	90.3±6.4	0.084	NS
腰围(cm)	85.4±9.3	86.0±9.6	0.575	NS	79.6±11.2	82.7±9.2	0.052	NS
臀围(cm)	95.0±7.6	92.3±5.5	0.000	***	89.3±9.3	89.6±5.4	0.000	***
上臂部皮褶厚度(mm)	15.9±8.0	11.1±5.7	0.000	***	13.1±7.8	9.3±5.0	0.000	***
肩胛部皮褶厚度(mm)	19.7±7.5	18.6±7.3	0.265	NS	15.7±7.8	13.7±6.4	0.002	**
腹部皮褶厚度(mm)	24.8±9.4	22.4±8.3	0.045	*	18.7±9.8	17.3±8.2	0.002	**
克托莱指数	396.3±54.0	402.8±52.4	0.348	NS	365.9±55.2	379.5±48.7	0.025	*
BMI	24.0±3.2	24.4±3.1	0.513	NS	22.4±3.3	23.2±2.7	0.002	**
腰臀比	0.90±0.07	0.93±0.07	0.099	NS	0.89±0.08	0.92±0.07	0.053	NS
腰胸比	0.95±0.06	0.93±0.07	0.350	NS	0.92±0.07	0.91±0.06	0.036	*

由表 7 可知,与 2000 年相比,2010 年浙江省 60～64 岁城镇女性老年人形态检测指标分析显示,腰围增加显著($p<0.001$),臀围下降明显($p<0.001$),而对于反映人体皮下脂肪厚度的皮褶厚度指标中,肩胛部皮褶厚度的变化不具有显著性,上臂部皮下脂肪含量和腹部皮下脂肪含量显著下降($p<0.001$,$p<0.001$)。形态指标的派生指标克托莱指数、BMI 的变化没有显著性,腰臀比、腰胸比有明显增加($p<0.001$,$p<0.001$)。与 2000 年相比,2010 年浙江省 60～64 岁乡村女性老年人形态检测指标分析显示,胸围、臀围检测指标明显增加($p<0.01$,$p<0.001$),上臂部皮褶厚度、肩胛部皮褶厚度、腹部皮褶厚度明显下降($p<0.001$,$p<0.01$,$p<0.001$),而形态指标的派生指标均无差异。

表 7　2000 年和 2010 年浙江省 60～64 岁城乡女性老年人形态指标比较

测试指标	城　女				乡　女			
	2000 年	2010 年	p		2000 年	2010 年	p	
身高(cm)	155.3±4.9	155.0±5.2	0.627	NS	153.7±5.3	153.6±5.7	0.865	NS
体重(kg)	58.8±8.8	59.3±9.0	0.426	NS	55.5±8.9	57.5±9.2	0.396	NS
胸围(cm)	89.0±7.4	89.3±7.1	0.197	NS	86.0±10.3	88.0±7.1	0.001	**
腰围(cm)	80.3±8.9	85.8±10.9	0.000	***	79.7±11.2	83.5±9.9	0.576	NS
臀围(cm)	94.8±7.5	93.7±6.2	0.000	***	92.1±10.5	92.2±6.6	0.000	***

测试指标	城 女			乡 女		
	2000 年	2010 年	p	2000 年	2010 年	p
上臂部皮褶厚度(mm)	21.8±7.6	21.0±6.2	0.000 ***	20.9±8.0	18.9±6.1	0.000 ***
肩胛部皮褶厚度(mm)	24.2±7.8	22.3±7.8	0.691 NS	21.9±9.6	19.5±7.8	0.001 **
腹部皮褶厚度(mm)	31.7±10.0	28.6±8.3	0.000 ***	29.0±11.7	25.8±8.5	0.000 ***
克托莱指数	378.6±53.5	381.9±53.4	0.744 NS	360.9±53.2	373.3±53.4	0.439 NS
BMI	24.4±3.2	24.6±3.3	0.684 NS	23.5±3.3	24.3±3.3	0.596 NS
腰臀比	0.85±0.07	0.91±0.09	0.000 ***	0.87±0.07	0.91±0.07	0.394 NS
腰胸比	0.90±0.06	0.96±0.09	0.000 ***	0.93±0.06	0.95±0.06	0.821 NS

由表 8 可知,与 2000 年相比,2010 年浙江省 65～69 岁城镇女性老年人形态检测指标分析显示,胸围明显增加($p<0.001$),臀围明显下降($p<0.001$),上臂部皮褶厚度、腹部皮褶厚度下降明显($p<0.001,p<0.001$),腰臀比和腰胸比均有显著性增加($p<0.001,p<0.001$)。与 2000 年相比,2010 年浙江省 65～69 岁乡村女性老年人形态检测指标分析显示,胸围明显增加($p<0.001$),臀围增加明显,上臂部皮褶厚度、肩胛部皮褶厚度、腹部皮褶厚度下降明显($p<0.05,p<0.001,p<0.001$)。

表 8　2000 年和 2010 年浙江省 65～69 岁城乡女性老年人形态指标比较

测试指标	城 女			乡 女		
	2000 年	2010 年	p	2000 年	2010 年	p
身高(cm)	154.1±5.2	153.7±5.1	0.544 NS	153.2±5.9	153.1±5.7	0.585 NS
体重(kg)	57.4±8.1	58.1±8.4	0.598 NS	54.6±9.7	56.3±9.0	0.230 NS
胸围(cm)	87.5±8.1	88.3±6.7	0.000 ***	84.6±9.6	87.7±7.3	0.000 ***
腰围(cm)	81.3±9.6	86.3±10.0	0.262 NS	80.6±11.0	83.9±10.2	0.153 NS
臀围(cm)	95.0±8.0	93.6±6.5	0.000 ***	91.7±9.4	92.0±6.9	0.000 ***
上臂部皮褶厚度(mm)	20.7±7.8	20.7±6.5	0.000 ***	19.9±7.6	18.1±6.8	0.029 *
肩胛部皮褶厚度(mm)	22.8±8.4	21.7±8.0	0.203 NS	20.3±8.8	18.2±7.4	0.000 ***
腹部皮褶厚度(mm)	30.3±10.4	28.3±8.4	0.000 ***	28.8±11.8	25.4±8.4	0.000 ***
克托莱指数	372.4±50.0	377.3±50.4	0.986 NS	355.7±59.3	367.1±54.5	0.194 NS
BMI	24.2±3.3	24.6±3.2	0.513 NS	23.2±3.8	24.0±3.5	0.283 NS
腰臀比	0.86±0.07	0.92±0.08	0.000 ***	0.88±0.08	0.91±0.07	0.938 NS
腰胸比	0.93±0.07	0.98±0.08	0.000 ***	0.95±0.07	0.95±0.07	0.904 NS

3.2.2 机能指标特征

由表 9 和表 10 可知,2000 年浙江省 60~69 岁男性老年人城乡之间比较结果显示,男性城镇老年人的收缩压和舒张压均低于男性乡村老年人($P<0.01$,$p<0.01$),原因可能与生活习惯或者生活方式相关,表明乡村男性老年人承担高血压的风险要比城镇男性老年人高。女性老年人在机能指标方面无城乡差异。2010 年浙江省 60~69 岁男性老年人城乡之间比较结果显示,男性城镇老年人的舒张压仍低于男性乡村老年人($p<0.01$),而女性城镇老年人的收缩压和舒张压均低于女性乡村老年人($p<0.05$,$p<0.01$)。

表 9　2000 年和 2010 年浙江省 60~69 男性老年人机能指标比较

测试指标	2000 年			2010 年		
	城镇	乡村	p	城镇	乡村	p
安静脉搏(次/分)	76±10	77±10	0.599 NS	77±10	74±11	0.235 NS
收缩压(mmHg)	133±18	137±20	0.001 **	130±18	132±19	0.877 NS
舒张压(mmHg)	79±9	82±10	0.001 **	78±9	79±10	0.003 **
肺活量(ml)	2642±699	2388±687	0.895 NS	1738±498	1609±522	0.117 NS

表 10　2000 年和 2010 年浙江省 60~69 女性老年人机能指标比较

测试指标	2000 年			2010 年		
	城镇	乡村	p	城镇	乡村	p
安静脉搏(次/分)	76±9	75±10	0.240 NS	74±8	73±9	0.051 NS
收缩压(mmHg)	133±19	134±20	0.798 NS	133±16	131±17	0.025 *
舒张压(mmHg)	78±10	80±10	0.277 NS	81±9	80±10	0.002 **
肺活量(ml)	1894±583	1760±567	0.291 NS	2574±647	2375±694	0.846 NS

由表 11 和表 12 可知,与 2000 年相比,2010 年 60~64 岁城镇男性老年人机能检测指标分析显示,收缩压降低($p<0.05$),60~64 岁乡村男性老年人收缩压的降低具有极显著性($p<0.001$),而 65~69 岁男性老年人的安静脉搏和收缩压均有下降($p<0.05$,$p<0.001$),其他指标均无显著性差异。

表 11　2000 年和 2010 年浙江省 60~64 岁城乡男性老年人机能指标比较

测试指标	城 男			乡 男		
	2000 年	2010 年	p	2000 年	2010 年	p
安静脉搏(次/分)	76±10	75±9	0.151 NS	76±10	74±11	0.170 NS
收缩压(mmHg)	132±18	132±16	0.015 *	136±20	131±17	0.000 ***
舒张压(mmHg)	80±10	81±9	0.435 NS	82±11	80±10	0.338 NS
肺活量(ml)	2804±706	2620±666	0.549 NS	2488±673	2432±641	0.538 NS

表 12　2000 年和 2010 年浙江省 65～69 岁城乡男性老年人机能指标比较

测 试 指 标	城　男			乡　男		
	2000 年	2010 年	p	2000 年	2010 年	p
安静脉搏(次/分)	77±10	74±10	0.890 NS	78±10	72±9	0.021 *
收缩压(mmHg)	134±18	133±17	0.211 NS	138±20	132±16	0.000 ***
舒张压(mmHg)	78±9	80±9	0.597 NS	81±10	79±10	0.268 NS
肺活量(ml)	2504±663	2527±623	0.284 NS	2303±689	2315±742	0.530 NS

由表 13 和表 14 可知,与 2000 年相比,2010 年 60～64 岁城镇女性老年人机能检测指标分析显示,安静脉搏和收缩压降低($p<0.01$),肺活量显著降低($p<0.05$),65～69 岁城镇女性老年人也具有肺活量降低的特征($p<0.01$)。与 2000 年相比,2010 年 60～64 岁乡村女性老年人机能检测指标分析显示:肺活量下降($p<0.05$),65～69 岁乡村女性老年人安静脉搏具有下降的特征($p<0.05$)。

表 13　2000 年和 2010 年浙江省 60～64 岁城乡女性老年人机能指标比较

测 试 指 标	城　女			乡　女		
	2000 年	2010 年	p	2000 年	2010 年	p
安静脉搏(次/分)	76±9	74±8	0.005 **	78±9	74±10	0.182 NS
收缩压(mmHg)	132±20	128±18	0.005 **	133±19	130±19	0.536 NS
舒张压(mmHg)	78±10	77±9	0.061 NS	80±10	79±10	0.604 NS
肺活量(ml)	1955±584	1809±493	0.017 *	1805±532	1603±486	0.032 *

表 14　2000 年和 2010 年浙江省 65～69 岁城乡女性老年人机能指标比较

测 试 指 标	城　女			乡　女		
	2000 年	2010 年	p	2000 年	2010 年	p
安静脉搏(次/分)	77±9	74±9	0.675 NS	79±11	73±9	0.011 **
收缩压(mmHg)	134±18	132±17	0.154 NS	136±20	134±19	0.292 NS
舒张压(mmHg)	77±9	78±9	0.186 NS	80±11	79±10	0.187 NS
肺活量(ml)	1814±574	1666±494	0.008 **	1712±600	1615±557	0.557 NS

3.2.3　素质指标特征

由表 15 可知,2000 年浙江省 60～69 岁男性老年人城乡之间比较结果显示,坐位体前屈的特征表明农村男性老年人具有更好的柔韧性($p<0.05$),而农

村男性老年人的平衡能力和反应能力均低于城镇男性老年人,并且这种差异具有极显著性($p<0.001$,$p<0.001$)。2010 年浙江省 60～69 岁男性老年人城乡之间比较结果表明,农村男性老年人具有更好的柔韧性($p<0.05$),城镇男性老年人的握力和反应能力均好于农村男性老年人($p<0.05$,$p<0.001$)。

表 15　2000 年和 2010 年浙江省 60～69 岁城乡男性老年人素质指标比较

测 试 指 标	2000 年				2010 年			
	城镇	乡村	p		城镇	乡村	p	
握力(kg)	37.2±8.0	35.3±7.4	0.122	NS	37.8±7.2	35.1±7.8	0.020	*
坐位体前屈(cm)	2.0±9.2	3.3±8.4	0.002	**	0±8.9	0.3±8.3	0.042	*
闭眼单脚站立(s)	12±15.8	9.2±9.6	0.000	***	9.0±10.2	8.9±9.3	0.751	NS
选择反应时(s)	0.37±0.11	0.45±0.16	0.000	***	0.59±0.16	0.67±0.25	0.000	***

由表 16 可知,2000 年浙江省 60～69 岁女性老年人城乡之间比较结果显示,城镇女性老年人的平衡能力和反应能力均好于农村女性老年人,其差异具有极显著性($p<0.001$,$p<0.001$)。2010 年浙江省 60～69 岁女性老年人城乡之间比较结果与 2000 年相类似,城镇女性老年人的平衡能力和反应能力均好于农村女性老年人($p<0.05$,$p<0.001$)。

表 16　2000 年和 2010 年浙江省 60～69 岁城乡女性老年人素质指标比较

测 试 指 标	2000 年				2010 年			
	城镇	乡村	p		城镇	乡村	p	
握力(kg)	24.2±5.5	23.0±5.4	0.622	NS	22.8±4.9	222±4.6	0.083	NS
坐位体前屈(cm)	8.2±7.8	8.0±7.2	0.068	NS	7.3±7.8	5.4±7.5	0.484	NS
闭眼单脚站立(s)	10.7±13.8	7.5±9.5	0.000	***	8.4±10.2	7.0±7.1	0.013	*
选择反应时(s)	0.40±0.13	0.49±0.17	0.000	***	0.64±0.19	0.75±0.31	0.000	***

由表 17 可知,与 2000 年相比,2010 年浙江省 60～64 岁城镇男性老年人素质检测指标表明,反映平衡的闭眼单脚站立检测指标下降尤为突出($p<0.001$),说明平衡性有了很大的提高;选择反应时检测值升高明显($p<0.001$),反应能力与 10 年前相比下降明显。与 2000 年相比,2010 年浙江省 60～64 岁乡村男性老年人素质检测指标表明,反应能力下降较明显($p<0.05$),其他指标无显著性差异。

表 17 2000 年和 2010 年浙江省 60～64 岁城乡男性老年人素质指标比较

测 试 指 标	2000 年				2010 年			
	城镇	乡村	p		城镇	乡村	p	
握力(kg)	38.4±8.4	39.2±7.2	0.055	NS	36.9±7.8	36.8±7.6	0.941	NS
坐位体前屈(cm)	3.1±8.9	1.1±8.9	0.897	NS	4.5±8.1	0.9±8.3	0.680	NS
闭眼单脚站立(s)	12.8±16.0	9.1±9.4	0.000	***	10.6±11.3	9.6±10.2	0.299	NS
选择反应时(s)	0.36±0.11	0.58±0.14	0.000	***	0.42±0.15	0.67±0.26	0.014	*

由表 18 可知,与 2000 年相比,2010 年浙江省 65～69 岁城镇男性老年人素质检测指标表明,反映平衡的闭眼单脚站立检测指标下降尤为突出($p<$0.001),说明平衡性有了很大的提高,选择反应时检测值升高明显($p<0.001$),反应能力与 10 年前相比下降明显。与 2000 年相比,2010 年浙江省 65～69 岁乡村男性老年人素质检测指标表明,握力下降较明显($p<0.05$)。

表 18 2000 年和 2010 年浙江省 65～69 岁城乡男性老年人素质指标比较

测 试 指 标	2000 年				2010 年			
	城镇	乡村	p		城镇	乡村	p	
握力(kg)	36.1±7.6	36.3±7.0	0.307	NS	33.9±6.7	33.3±7.6	0.006	*
坐位体前屈(cm)	1.1±9.4	−1.1±8.8	0.107	NS	2.3±8.5	−0.1±8.3	0.652	NS
闭眼单脚站立(s)	11.6±15.7	8.9±11.0	0.000	***	8.1±7.6	8.1±8.3	0.702	NS
选择反应时(s)	0.38±0.12	0.60±0.18	0.000	***	0.47±0.18	0.68±0.23	0.566	NS

由表 19 可知,与 2000 年相比,2010 年浙江省 60～64 岁城镇女性老年人素质检测指标表明,握力和坐位体前屈测试值无差异,选择反应时检测值的升高表明反应能力有所下降($p<0.05$),反映平衡的闭眼单脚站立检测指标下降尤为突出($p<0.001$),说明平衡性有了很大的提高。与 2000 年相比,2010 年浙江省 60～64 岁乡村女性老年人素质检测指标表明,握力测试值无差异性变化,柔韧性下降($p<0.05$),平衡能力提高($p<0.01$),而选择反应时检测指标的差异显著说明乡村女性的反应能力与 10 年前相比下降明显($p<0.001$)。

表 19 2000 年和 2010 年浙江省 60～64 岁城乡女性老年人素质指标比较

测 试 指 标	2000 年				2010 年			
	城镇	乡村	p		城镇	乡村	p	
握力(kg)	24.8±5.4	23.4±4.7	0.183	NS	23.5±4.9	22.6±4.7	0.943	NS
坐位体前屈(cm)	8.6±7.8	7.8±7.6	0.891	NS	8.5±6.9	6.4±7.9	0.035	*
闭眼单脚站立(s)	12.3±15.9	9.2±11.5	0.000	***	7.6±9.1	6.5±5.3	0.003	**
选择反应时(s)	0.38±0.13	0.61±0.15	0.015	*	0.46±0.16	0.75±0.31	0.000	***

由表 20 可知,与 2000 年相比,2010 年浙江省 65～69 岁城镇女性老年人素质检测指标表明,握力和坐位体前屈无显著性差异,反应平衡性和灵敏性的能力有所下降($p<0.01$,$p<0.01$)。与 2000 年相比,2010 年浙江省 65～69 岁乡村女性老年人素质检测指标表明,选择反应时和握力检测值下降明显($p<0.001$,$p<0.01$),坐位体前屈和闭眼单脚站立检测值无显著差异。

表 20　2000 年和 2010 年浙江省 65～69 岁城乡女性老年人素质指标比较

测 试 指 标	2000 年				2010 年			
	城镇	乡村	p		城镇	乡村	p	
握力(kg)	23.3±5.4	22.3±4.9	0.182	NS	22.6±5.8	21.8±4.5	0.000	***
坐位体前屈(cm)	7.6±7.8	6.9±7.9	0.843	NS	7.5±7.6	4.5±7.1	0.467	NS
闭眼单脚站立(s)	8.7±9.9	7.6±8.7	0.001	**	7.43±9.9	7.5±8.5	0.914	NS
选择反应时(s)	0.42±0.14	0.66±0.21	0.009	**	0.51±0.18	0.75±0.30	0.001	**

综合所有素质指标的分析结果可以发现,农村老年人大多数的体质指标明显不如城市老年人。可以认为这一现象是由城市人口与农村人口之间的经济收入、健身意识、营养状况、生活条件、工作性质等诸多方面的城乡差距造成的。

3.3　2010 年浙江省区域社会经济发展与老年人体质评价得分均值之间的特征分析

3.3.1　体质评价总分均值特征

由表 21 和表 22 可知,2010 年浙江省三个不同社会经济发展区域 60～69 岁老年人的体质评价总分均值具有以下特征:

(1)相比于城镇老年人的体质评价总分均值在不同的经济发展地域之间表现出的极显著性差异($p_1<0.001$),农村老年人的体质评价总分均值仅在女性之间存在差异($p_1<0.05$)。

(2)根据三个地区的城镇经济发展指标排序,从性别、城乡角度均表现出社会经济发展情况与体质评价总分均值呈正比关系,社会经济发展越好,体质评价总分均值越高。

(3)从三个地区的城乡差异来看,经济发达地区和经济较发达地区的老年人体质评价总分均值具有极为明显的城乡差异($p_2<0.001$),而经济欠发达地区的老年人体质评价总分均值的城乡差异在男性之间不具有统计学差异,在女性之间具有极显著差异($p_2<0.001$)。

表 21 2010 年三个地区 60～69 岁老年人体质评价总分均值比较(男)

	经济发达	经济较发达	经济欠发达	F 值	p_1
城镇	20.04(1)	19.42(2)	18.45(3)	13.772	0.000
乡村	18.38(1)	18.19(2)	17.89(3)	1.184	0.306
T	−5.018	−4.234	−1.889		
p_2	0.000	0.000	0.059		

表 22 2010 年三个地区 60～69 岁老年人体质评价总分均值比较(女)

	经济发达	经济较发达	经济欠发达	F 值	p_1
城镇	20.78(1)	19.35(2)	18.69(3)	24.447	0.000
乡村	18.22(1)	18.09(2)	17.43(3)	3.739	0.024
T	−8.555	−4.150	−4.587		
p_2	0.000	0.000	0.000		

3.3.2 身高体重评价得分均值特征

由表 23 和表 24 可知,2010 年浙江省三个不同社会经济发展区域 60～69 岁老年人的身高体重评价得分均值比较具有以下特征:

(1)从城乡、性别角度观察,老年人的身高体重评价得分均值均不具有区域社会经济发展差异($p_2 > 0.05$)。

(2)根据三个地区的城镇经济发展指标排序,城镇老年人无论男女,身高体重评价得分均表现出社会经济发展情况与体质评价总分均值成呈比关系,社会经济发展越好,身高体重评价得分均值越高。而农村男性老年人则呈现出社会经济发展情况与身高体重评价得分均值为反比关系,女性农村老年人的身高体重评价得分均值为经济欠发达地区最低。

(3)从三个地区的城乡差异来看,经济发达地区和经济较发达地区的老年人身高体重评价总分均值不具有城乡差异,而经济欠发达地区的老年人身高体重评价总分均值的城乡差异在女性之间不具有统计学差异,在男性之间具有显著差异($p_2 < 0.05$)。

表 23 2010 年三个地区 60～69 岁老年人身高体重评价得分均值比较(男)

	经济发达	经济较发达	经济欠发达	F 值	p_1
城镇	4.06(1)	4.03(2)	3.89(3)	1.087	0.338
乡村	4.12(3)	4.15(2)	4.18(1)	0.122	0.885
T	0.459	0.051	2.510		
p_2	0.646	0.304	0.012		

表 24　2010 年三个地区 60～69 岁老年人身高体重评价得分均值比较(女)

	经济发达	经济较发达	经济欠发达	F 值	p_1
城镇	4.36(1)	4.16(2)	4.12(3)	2.001	0.136
乡村	4.16(2)	4.17(1)	4.06(3)	0.585	0.557
T	−1.560	0.095	−0.494		
p_2	0.120	0.925	0.622		

3.3.3　肺活量评价得分均值特征

由表 25 和表 26 可知,2010 年浙江省三个不同社会经济发展区域 60～69 岁老年人的肺活量评价得分均值比较具有以下特征:

(1)相比于城镇老年人的肺活量评价得分均值在不同的经济发展地域之间无显著性差异,农村居民的肺活量评价得分均值无论男女均表现出极显著差异($p_1 < 0.001$)。

(2)根据三个地区的城镇经济发展指标排序,从性别角度,城镇老年人均表现出社会经济发展情况与肺活量评价得分均值呈正比关系,社会经济发展越好,肺活量评价总分均值越高。而无论男女,农村老年人的肺活量评价得分均值为经济欠发达地区最低,经济较发达地区最高。

(3)从三个地区的城乡差异来看,经济发达地区和经济欠发达地区的老年人肺活量评价总分均值具有极为明显的城乡差异($p_2 < 0.001$),而经济较发达地区的老年人肺活量评价总分均值的城乡差异在女性之间不具有统计学差异,在男性之间具有显著差异($p_2 < 0.05$)。

表 25　2010 年三个地区 60～69 岁老年人肺活量评价得分均值比较(男)

	经济发达	经济较发达	经济欠发达	F 值	p_1
城镇	3.03(1)	2.96(2)	2.91(3)	0.576	0.563
乡村	2.26(2)	2.76(1)	2.54(3)	9.647	0.000
T	−6.534	−2.296	−3.450		
p_2	0.000	0.022	0.001		

表 26　2010 年三个地区 60～69 岁老年人肺活量评价得分均值比较(女)

	经济发达	经济较发达	经济欠发达	F 值	p_1
城镇	2.89(1)	2.76(2)	2.66(3)	2.309	0.100
乡村	2.41(2)	2.66(1)	2.21(3)	10.123	0.000
T	−4.077	−1.039	−4.294		
p_2	0.000	0.299	0.000		

3.3.4 坐位体前屈评价得分均值特征

由表 27 和表 28 可知，2010 年浙江省三个不同社会经济发展区域 60～69 岁老年人的坐位体前屈评价得分均值比较具有以下特征：

(1)相比于农村老年居民的坐位体前屈评价得分均值在不同的经济发展地域之间表现出的极显著差异($p_1 < 0.001$)，城镇老年人坐位体前屈评价得分均值无显著差异($p_1 > 0.05$)。

(2)根据三个地区的城镇经济发展指标排序，经济欠发达地区，坐位体前屈评价得分最高，而经济较发达地区最低。

(3)从三个地区的城乡差异来看，经济发达地区和经济较发达地区的老年人坐位体前屈评价得分均值具有极为明显的城乡差异($p_2 < 0.001$)，而经济欠发达地区的老年人坐位体前屈评价得分均值的城乡差异在男性之间不具有统计学差异，在女性之间具有极显著差异($p_2 < 0.001$)。

表 27　2010 年三个地区 60～69 岁老年人坐位体前屈评价得分均值比较(男)

	经济发达	经济较发达	经济欠发达	F 值	p_1
城镇	2.60(2)	2.59(3)	2.67(1)	0.293	0.746
乡村	2.66(2)	2.50(3)	2.87(1)	7.016	0.001
T	0.465	−0.870	1.973		
p_2	0.643	0.385	0.049		

表 28　2010 年三个地区 60～69 岁老年人坐位体前屈评价得分均值比较(女)

	经济发达	经济较发达	经济欠发达	F 值	p_1
城镇	3.06(1)	2.84(3)	3.00(2)	2.334	0.098
乡村	2.58(2)	2.46(3)	2.96(1)	15.182	0.000
T	−4.009	−3.877	−0.385		
p_2	0.813	0.000	0.700		

3.3.5 握力评价得分均值特征

由表 29 和表 30 可知，2010 年浙江省三个不同社会经济发展区域 60～69 岁居民的握力评价得分均值比较具有以下特征：

(1)相比于女性老年人无论城乡，握力评价得分均值在不同的经济发展地域之间表现出的极显著差异($p_1 < 0.001$)，男性老年人无论城乡，握力评价得分均值均无显著性差异($p_1 > 0.05$)。

（2）根据三个地区的城镇经济发展指标排序，从性别角度，城镇老年人均表现出社会经济发展情况与握力评价得分均值呈正比关系，社会经济发展越好，握力评价得分均值越高。而从乡村角度看，女性老年人则表现为经济越发达，握力评价得分越低。

（3）从三个地区的城乡差异来看，三个地区的男性老年人握力评价得分均值具有极为明显的城乡差异（$p_2 < 0.01$），而经济发达地区的女性老年人握力评价得分均值之间存在极显著的城乡差异（$p_2 < 0.001$）。

表 29　2010 年三个地区 60～69 岁老年人握力评价得分均值比较（男）

	经济发达	经济较发达	经济欠发达	F 值	p_1
城镇	3.25(1)	3.24(2)	3.12(3)	1.088	0.337
乡村	2.89(1)	2.85(2)	2.67(3)	2.306	0.100
T	−3.186	−4.275	−4.433		
p_2	0.002	0.000	0.000		

表 30　2010 年三个地区 60～69 岁老年人握力评价得分均值比较（女）

	经济发达	经济较发达	经济欠发达	F 值	p_1
城镇	3.18(1)	2.84(2)	2.78(3)	8.139	0.000
乡村	2.47(3)	2.80(2)	2.87(1)	8.628	0.000
T	−6.561	−0.416	0.995		
p_2	0.00	0.677	0.320		

3.3.6　闭眼单脚站立评价得分均值特征

由表 31 和表 32 可知，2010 年浙江省三个不同社会经济发展区域 60～69 岁老年人的闭眼单脚站立评价得分均值比较具有以下特征：

（1）相比于城镇老年人的闭眼单脚站立评价得分均值在不同的经济发展地域之间表现出的极显著差异（$p_1 < 0.001$），农村居民的闭眼单脚站立评价得分均值仅在女性之间存在差异（$p_1 < 0.05$）。

（2）根据三个地区的城镇经济发展指标排序，从性别、城乡角度均表现出社会经济发展情况与闭眼单脚站立评价得分均值呈正比关系，社会经济发展越好，闭眼单脚站立评价得分均值越高。

（3）从三个地区的城乡差异来看，三个地区的男性老年人闭眼单脚站立评价得分均值不具有城乡差异（$p_2 > 0.05$），三个地区的女性老年人闭眼单脚站立评价得分均值具有城乡差异，而经济欠发达地区表现极为明显（$p_2 < 0.001$）。

表 31　2010 年三个地区 60～69 岁老年人闭眼单脚站立评价得分均值比较(男)

	经济发达	经济较发达	经济欠发达	F 值	p_1
城镇	2.81(1)	2.60(2)	2.32(3)	17.953	0.000
乡村	2.68(1)	2.59(2)	2.30(3)	11.166	0.000
T	−1.445	−0.119	−0.250		
p_2	0.149	0.905	0.838		

表 32　2010 年三个地区 60～69 岁老年人闭眼单脚站立评价得分均值比较(女)

	经济发达	经济较发达	经济欠发达	F 值	p_1
城镇	2.93(1)	2.78(2)	2.52(3)	15.064	0.000
乡村	2.75(1)	2.57(2)	2.26(3)	19.346	0.000
T	−2.273	−2.955	−3.387		
p_2	0.024	0.003	0.001		

3.3.7　选择反应时评价得分均值特征

由表 33 和表 34 可知,2010 年浙江省三个不同社会经济发展区域 60～69 岁老年人的选择反应时评价得分均值比较具有以下特征:

(1)无论城乡、男女,老年人的选择反应时评价得分均值在不同的经济发展地域之间均表现出极显著差异($p_1 < 0.001$)。

(2)根据三个地区的城镇经济发展指标排序,从性别、城乡角度均表现出社会经济发展情况与选择反应时评价得分均值呈正比关系,社会经济发展越好,选择反应时评价得分均值越高。

(3)从三个地区的城乡差异来看,三个地区和经济欠发达地区的老年人选择反应时评价得分均值具有极为明显的城乡差异($p_2 < 0.001$),而经济欠发达地区的老年人选择反应时评价得分均值的城乡差异无论男女均具有极显著差异($p_2 < 0.001$)。

表 33　2010 年三个地区 60～69 岁老年人选择反应时评价得分均值比较(男)

	经济发达	经济较发达	经济欠发达	F 值	p_1
城镇	4.35(1)	4.06(2)	3.65(3)	34.467	0.000
乡村	3.77(1)	3.46(2)	3.40(3)	6.844	0.001
T	−6.738	−6.365	−2.853		
p_2	0.000	0.000	0.004		

表 34　2010 年三个地区 60～69 岁老年人选择反应时评价得分均值比较(女)

	经济发达	经济较发达	经济欠发达	F 值	p_1
城镇	4.39(1)	3.98(2)	3.62(3)	37.038	0.000
乡村	3.86(1)	3.44(2)	3.08(3)	25.165	0.000
T	−6.463	−5.098	−6.421		
p_2	0.000	0.000	0.000		

4　讨论与分析

　　根据浙江省社会经济发展水平和发展速度划分的三个区域包括经济发达地区、经济较发达地区、经济欠发达地区,"三带集聚"是在浙江省的区域发展规划基础上划分的。以浙江省杭州、宁波为集聚点,发挥温州优势,努力培养浙中城市群,促进绍兴、嘉兴、台州等有条件的地级市向大城市乃至特大城市发展,衢州、舟山要把增加功能和扩大规模结合起来更好地发挥区域中心城市的作用。因此,各个地区老年人的体质状况也各不相同。

4.1　2000 年浙江省区域社会经济发展与老年人体质评价得分之间的关系

　　(1)区域社会经济发展状况与老年人体质状况密切相关。从整个浙江省来看,老年人的体质状况表现为:优秀占 19％,良好占 33％,合格占 42％,不合格占 6％。经济发达地区男性老年人体质状况表现为:优秀占 18％,良好占 25％,合格占 50％,不合格占 7％;女性老年人体质状况表现为:优秀占 18％,良好占 33％,合格占 41％,不合格占 8％。经济较发达地区男性老年人体质状况表现为:优秀占 16％,良好占 34％,合格占 45％,不合格占 5％;女性老年人体质状况表现为:优秀占 19％,良好占 32％,合格占 43％,不合格占 6％。经济欠发达地区男性老年人体质状况表现为:优秀占 22％,良好占 30％,合格占 43％,不合格占 6％;女性老年人体质状况表现为:优秀占 20％,良好占 40％,合格占 37％,不合格占 3％。从老年人体质评价得分比例可以发现,经济欠发达地区老年人体质状况优秀、良好、合格的人数比例要优于经济较发达和发达地区。

　　(2)农村老年人体质评价得分均值的排名为:经济较发达地区＞经济发达地区＞经济欠发达地区,区域之间差异明显。城镇老年人体质评价得分均值的排名为:经济欠发达地区＞经济较发达地区＞经济发达地区。以上结果表现出明显的各个地区的地域特点和社会经济发展状况。

4.2 2010 年浙江省区域社会经济发展与老年人体质评价得分之间的关系

（1）区域社会经济发展状况与老年人体质状况密切相关。从整个浙江省来看，老年人的体质状况表现为：优秀占 8％，良好占 23％，合格占 57％，不合格占 12％。经济发达地区男性老年人体质状况表现为：优秀占 10％，良好占 23％，合格占 60％，不合格占 7％；女性老年人体质状况表现为：优秀占 9％，良好占 32％，合格占 52％，不合格占 7％。经济较发达地区男性老年人体质状况表现为：优秀占 9％，良好占 23％，合格占 57％，不合格占 11％；女性老年人体质状况表现为：优秀占 11％，良好占 22％，合格占 53％，不合格占 14％。经济欠发达地区男性老年人体质状况表现为：优秀占 6％，良好占 18％，合格占 61％，不合格占 15％；女性老年人的体质状况表现为：优秀占 6％，良好占 20％，合格占 59％，不合格占 15％。从老年人体质评价得分比例可以发现，经济发达地区老年人体质状况优秀、良好、合格的人数比例要优于经济较发达和欠发达地区。

（2）体质评价总分均值的排名为：经济发达地区＞经济较发达地区＞经济欠发达地区，区域之间差异明显。以上结果表现出明显的各个地区的地域特点和社会经济发展状况。

4.3 以 2000 年和 2010 年为时间段，浙江省社会经济发展与老年人体质之间的关系

相比较 2000 年浙江省老年人的体质评价等级人数比例，2010 年老年人的体质评价等级人数比例呈现出优秀占总人数比例减少，不合格占总体人数比例增高的趋势。体质评价等级人数的差异主要通过区域、城乡、性别以不同的体质评价模块体现。

4.3.1 身体形态指标部分

通过 2000 年和 2010 年浙江省老年人身体形态指标的 t 检验分析，虽然浙江省老年人无论性别、城市还是农村，身高和体重这两个形态指标，在各个年龄段之间均没有表现出显著性差异，但老年人的三围和皮褶厚度以及形态指标的派生指标均反映出老年人身体形态方面发生的变化，老年人体质依据性别、年龄段的不同，肥胖程度均有不同的变化。身体形态指标是社会经济发展带来的生活方式变化最为直观的体现，老年人的肥胖度与心血管疾病发病率之间存在着更为紧密的联系。

浙江省老年人的形态指标在以 2000 年和 2010 年为时间段观察时发现，城乡之间的差异无论男女均呈现消退的趋势，说明浙江省老年人的形态指标在城乡之间的差异越来越小。这主要与浙江省着手缩小城乡的社会经济发展差异相关，与相关分析中的人均收入增加，体质状况则出现改善的情况相符。

4.3.2　身体机能指标部分

通过 2000 年和 2010 年浙江省老年人身体机能指标的 t 检验分析，反映老年人心血管机能的指标中，两个年龄组的城镇女性老年人肺活量均下降明显，肺活量的下降会增加老年后罹患肺部健康疾患的危险，例如气管炎、哮喘和肺部功能退化疾病。肺活量的评价得分与人均收入、居民消费价格指数呈正相关，经济水平的提高为体育健身机会提供更多的可能性，体育锻炼是增强肺活量最有效的手段。城镇女性老年人的肺活量降低与社会经济发展带来的生活方式改变有关。

浙江省老年人的机能指标在以 2000 年和 2010 年为时间段观察时发现，城乡之间的差异主要体现在血压方面，农村老年人的收缩压和舒张压高于城镇老年人，这表明城镇老年人罹患高血压的风险低于农村老年人。

4.3.3　身体素质指标部分

通过 2000 年和 2010 年浙江省老年人身体素质指标的 t 检验分析，老年人的平衡性和反应能力的降低在各个年龄组中均表现明显，手臂上肢肌肉群的发达程度和身体的柔韧性依据性别、城乡、年龄段表现出的差异有区别。其评价得分与每万人拥有公共汽车量之间存在显著的负相关，说明交通状况的改善，生活方式的便捷更易造成身体素质的下降。

浙江省老年人的素质指标在以 2000 年和 2010 年为时间段观察时发现，城乡之间的差异主要体现在闭眼单脚站立和选择反应时两个指标上，城镇老年人的平衡性不及农村老年人，城镇老年人的反应能力优于农村老年人。

4.4　浙江省三个区域之间的差异性分析

2000 年老年人体质区域差异的趋势发生了改变，2000 年三个区域之间乡村老年人体质评价得分的排序为：经济较发达地区＞经济发达地区＞经济欠发达地区，区域之间差异明显；2000 年三个区域之间城镇老年人体质评价得分的排序为：经济欠发达地区＞经济较发达地区＞经济发达地区，区域之间差异明显。

2010 年三个区域之间无论城乡，老年人体质评价得分的排序均为：经济发达地区＞经济较发达地区＞经济欠发达地区，区域之间差异明显。体质依据区域社会经济发展水平和发展速度不同表现出区域间的差异，在不同的经济发展水平区域，存在着城乡差异、性别差异。

随着区域社会经济发展水平的增加，老年人体质之间的差异出现了适应性的变化。

5 结论与建议

5.1 结 论

(1)浙江省的社会经济发展对老年人的身体形态、身体机能、身体素质均有不同程度的影响,区别在于影响方式和影响力度的不同,并且因受试者的体质属性和受试者群体的多样性而有差别。

(2)浙江省社会经济发展按照经济发展速度呈现区域化和空间性的特征,不同经济发展地区存在着较为明显的老年人体质差异,且差异现象随着社会经济发展引起的产业结构的改变趋于明显。各个地区呈现出的社会经济发展的不均衡是影响和牵制该地区老年人体质各方面发展的重要因素之一。

5.2 建 议

(1)根据各个地区不同的社会经济发展情况,因地制宜施行发展规划措施,选择适合本地区老年人体质的体育健身模式,切实提高老年人体质。

(2)社会经济发展以直接或间接的形式对居民体质的发展产生重要的影响,并以后天因素形成的健康和体质呈现。相关部门在进行体质的动态研究和制定发展规划时,应着手于对影响人体体质发展的后天因素的改善和提高。目前,浙江省国民体质监测受试者数据的采集主要集中于各地区的常驻人口。由于城市化过程中,农村人口转变为城市人口有三个途径:一是个体城市化,农村人口通过迁移流动(省内或省外)进入城市;二是行政区域划分改变,使原居住的农村地区转变为城市地区;三是城乡人口统计口径变化等因素的影响。分析城乡的难点在于,这三个部分的变化对城乡人口的影响。随着城市化进程的推进与改革,浙江省正处于城市化推动型的经济社会发展阶段,城市规模在不断扩大,城镇人口迅速增长。在 2010 年第三次国民体质监测的问卷中也添加了"是否为乡变城"这一选项,在进行体质监测过程中,要对受试者的问卷调查部分进行改善,将个人的收入和消费状况(尤其是体育消费)纳入体质测试问卷设计部分。城乡之间经济发展和生活方式的差异是构成城乡体质差距的重要原因之一,社会经济发展的城乡差异不会简单地在短期内消除,但生活方式的变革并不完全依赖与社会经济发展。政府应大力引导和提倡积极健康的生活方式,缩小城乡差异,增强农民体质。

(3)人体的生理结构和身体机能通过机体的系统调控和反馈机制对外界的适应过程是一个非常复杂精密的调节。众多的研究表明,社会经济水平越高,人们承受的心理压力也就越大。目前,我国部分人群中存在的心理问题已不容忽视,心理状态是体质内涵的主要组成部分,遗憾的是由于心理测试难度大,至今尚未成为体质测试的内容。建议科研人员加强这方面的研究,尽快找出能够在全国范围内适用的心理测试方法,以便为更好地揭示体质与社会经济发展之间的关系打下基础。

(4)由于历史原因,老年体育的重要性并未受到充分重视,大多数老年人习惯性选择晨练和晚练,老年人的健身项目简单、单调,年复一年地重复着"最适合"的"功、拳、秧歌和操"。建议相关部门在制定增进体质健康的宏观决策和措施时,更多地考虑社会环境的变化给社区体育带来的影响,为老年人提供更完善的公共体育健身基础设施,设计适合老年人的活动项目。

(5)以社区为基础,鼓励并扶持老年体育组织自身建设,加强基层组织体系建设。老年体协作为群众组织带领老年人参与健身活动,是党和政府联系老年群体的桥梁和纽带。在不断提高专职老年体育工作人员的工作技能的基础上完善老年体育组织,以社区居委会、城市街道、乡镇等为重点,大力开展老年体育基层基础工作,逐步形成以政府为主导,老年体协为纽带,辅导站(点)为依托,广大老年人为主体的老年人体育健身组织体系。基层老年体协要宣传体育健身方法和重要性,组织开展丰富多彩、品类众多的特色体育活动,同时建立健全老年体育工作各项规章制度,不断提高组织协调能力,围绕健康老龄化的建设不断提高体育服务水平,努力把基层体育组织建成服务型、学习型、创新性的老年人健身之家。

执笔人:戴玉州

不同抽样样本量的体质监测结果比较研究

1 前　言

从 2000 年开始的每五年一次由国家体育总局牵头 10 个部委进行的我国国民体质监测，采用分层随机整群的抽样方法抽取样本进行体质检测从而推断总体。从国家角度抽取各省（市）三个市（区）作为省（市）样本参加国家国民体质监测系统，从省（市）角度抽取各市三个或多个区（县）作为市样本参加全省国民体质监测系统，两种抽样样本量反映同一个总体。研究其结果是否有区别，区别在哪里，可以为今后的国民体质监测提供科学依据。

2 研究对象与方法

2.1 研究对象

资料来源于 2010 年浙江省（除金华外的 10 个地市）国民体质监测以及浙江省三个国家点（杭州、温州、嘉兴）体质监测原始数据，分为幼儿、成年甲组、成年乙组、老年四个组别，具体监测人数详见表 1。

表 1　2010 年浙江省国家点和省点体质监测人数

	幼儿		成年甲组		成年乙组		老年	
	国家点	省点	国家点	省点	国家点	省点	国家点	省点
男	838	3944	1260	6444	1260	6211	420	1979
女	830	3895	1260	6464	1260	6826	420	1979
合计	1668	7839	2520	12908	2520	13037	840	3958

2.2 研究方法

2.2.1 测试指标

体质测试相关指标如表 2 所示。

表 2　体质测试指标

	形态	机能	素质
幼儿	身高、坐高、体重、胸围、皮褶厚度（上臂部、肩胛部、腹部）	安静心率	10 米折返跑、立定跳远、网球掷远、双脚连续跳、坐位体前屈、走平衡木
成年甲组	身高、体重、胸围、腰围、臀围、皮褶厚度（上臂部、肩胛部、腹部）	安静脉搏、收缩压、舒张压、肺活量、台阶试验	3 握力、坐位体前屈、选择反应时、闭眼单脚站立、背力、纵跳、俯卧撑（男）/1 分钟仰卧起坐（女）
成年乙组	身高、体重、胸围、腰围、臀围、皮褶厚度（上臂部、肩胛部、腹部）	安静脉搏、收缩压、舒张压、肺活量、台阶试验	握力、坐位体前屈、选择反应时、闭眼单脚站立
老年	身高、体重、胸围、腰围、臀围、皮褶厚度（上臂部、肩胛部、腹部）	安静脉搏、收缩压、舒张压、肺活量	握力、坐位体前屈、选择反应时、闭眼单脚站立

2.2.2　测试方法

按照《国民体质监测工作手册》的要求实施。检测人员由专业技术人员组成，检测前均经过统一培训。检测器材均为国家调研组审定后统一指定的产品。

2.2.3　数据处理

使用 SPSS15.0 统计软件进行统计学分析。对各指标进行描述性分析，采用显著性（significance）和效应量（effect size）对两组进行比较检验。显著性指标采用独立样本 t 检验以及卡方检验进行运算，显著性水平 $p<0.05$；效应量采用 Cohen's d，d 等于两组平均值之差除以合并标准差，评价标准为：小效应（$\geqslant 0.2$ 且 <0.5）、中等效应（$\geqslant 0.5$ 且 <0.8）、大效应（$\geqslant 0.8$）。

采用 p 和 d 同时对指标平均数进行检验的原因在于，减少因为样本量大导致"假阳性"的可能性，更有利于厘清数据的真实情况。

3　研究结果

3.1　体质评定等级

根据《国民体质测定标准》将幼儿组、成年甲组、成年乙组和老年组的体质评定为优秀、良好、合格、不合格四类。整体人群达到合格及以上标准的比例（合格率）国家点和省点分别为 94.9% 和 90.9%，相差 4.0 个百分点（见图 1）；

幼儿国家点和省点的合格率分别为99.2%和93.9%,相差5.3个百分点;成年甲组国家点和省点的合格率分别是93.2%和91.5%,相差1.7个百分点;成年乙组国家点和省点的合格率分别是93.1%和89.7%,相差3.4个百分点;老年人国家点和省点的合格率分别为96.5%和88.2%,相差8.3个百分点。各年龄段国家点和省点的卡方检验,差异性均具有显著性($p<0.01$)(见表3)。

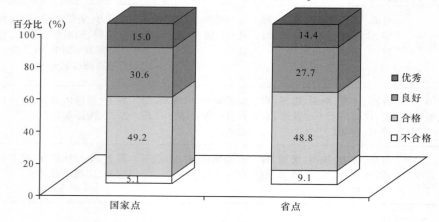

图1　国家点和省点国民体质各评定等级人数百分比

表3　国家点和省点各年龄段国民体质各评定等级人数百分比

	幼儿组			成年甲组			成年乙组			老年组		
	国家点	省点	p	国家点	省点	p	国家点	省点	p	国家点	省点	p
			0.00			0.00			0.00			0.00
优秀	11.5	12.0		19.5	17.9		15.4	14.2		7.6	8.5	
良好	33.8	28.3		33.2	30.6		28.4	26.1		23.5	22.8	
合格	54.0	53.6		40.4	43.0		49.3	49.4		65.5	56.9	
不合格	0.8	6.1		6.8	8.5		6.9	10.3		3.5	11.8	
合格率	99.2	93.9		93.2	91.5		93.1	89.7		96.5	88.2	

3.2　幼儿组

由国家点和省点的幼儿数据比较发现,大多数体质指标国家点和省点的差值未超过1.0,差值范围在0.1~4.1。从显著性差异来看,男性幼儿的身高、体重、肩胛部皮褶厚度、腹部皮褶厚度、安静心率、双脚连续跳、网球掷远,以及女性幼儿的肩胛部皮褶厚度、安静心率、立定跳远、网球掷远指标国家点和省点的差异具有显著性($p<0.05$);从效应量来看,男女幼儿的安静心率国家点和省点的差异为小效应($d>0.02$)(见表4)。

表 4　国家点和省点幼儿体质指标平均数比较

性别	指标	国家点	省点	差值	p	d
男	身高（cm）	110.9±7.95	110.2±8.30	0.7	0.02	0.09
	坐高（cm）	62.8±3.80	62.5±4.03	0.3	0.06	0.07
	体重（kg）	20.0±3.84	19.6±3.91	0.4	0.01	0.10
	胸围（cm）	55.7±3.95	55.6±4.08	0.1	0.26	0.04
	上臂部皮褶厚度（mm）	8.4±3.36	8.5±3.44	−0.1	0.87	0.01
	肩胛部皮褶厚度（mm）	5.0±2.27	5.3±2.97	−0.3	0.00	0.12
	腹部皮褶厚度（mm）	5.7±3.68	6.1±3.97	−0.4	0.01	0.09
	安静心率（beats/min）	92.1±10.61	96.2±12.12	−4.1	0.00	0.34
	10 米折返跑（s）	7.5±1.25	7.5±1.47	−0.1	0.09	0.06
	双脚连续跳（s）	7.5±3.09	7.9±3.79	−0.4	0.00	0.11
	立定跳远（cm）	85.9±24.64	87.6±26.04	−1.7	0.08	0.07
	网球掷远（m）	5.7±2.36	5.4±2.5	0.2	0.01	0.10
	坐位体前屈（cm）	10.3±4.33	10.4±4.28	0.1	0.93	0.00
	走平衡木（s）	10.0±8.71	10.5±9.03	−0.5	0.12	0.06
女	身高（cm）	109.2±8.05	108.9±8.27	0.3	0.42	0.03
	坐高（cm）	61.8±3.76	61.7±3.96	0.1	0.65	0.02
	体重（kg）	18.9±3.39	18.6±3.35	0.2	0.08	0.07
	胸围（cm）	53.8±3.51	53.9±3.63	−0.1	0.51	0.03
	上臂部皮褶厚度（mm）	9.1±3.02	9.1±3.33	0.0	0.91	0.03
	肩胛部皮褶厚度（mm）	5.4±2.05	5.7±2.84	−0.4	0.00	0.14
	腹部皮褶厚度（mm）	6.4±3.44	6.7±3.75	−0.3	0.05	0.07
	安静心率（beats/min）	92.7±10.38	96.7±12.09	−4.0	0.00	0.34
	10 米折返跑（s）	7.7±1.28	7.8±1.46	0.0	0.46	0.03
	双脚连续跳（s）	7.7±3.29	7.9±3.62	−0.2	0.18	0.06
	立定跳远（cm）	79.2±21.1	81.4±23.26	−2.1	0.01	0.09
	网球掷远（m）	4.4±1.59	4.2±1.63	0.2	0.01	0.10
	坐位体前屈（cm）	12.6±3.76	12.5±3.92	0.1	0.47	0.03
	走平衡木（s）	10.6±9.1	11.1±9.27	−0.5	0.09	0.05

3.3　成年甲组

　　由国家点和省点的成年甲组数据比较发现,差值范围在 0.0~145.6。从显著性差异比较来看,男女成年甲组人群有一半的体质指标国家点和省点差异有显著性($p<0.05$);从效应量来看,男性胸围、选择反应时以及女性选择反应时国家点和省点差异有小效应($d>0.02$)(见表 5)。

表 5　国家点和省点成年甲组人群体质指标平均数比较

性别	指标	国家点	省点	差值	p	d
男	身高(cm)	170.2±5.83	169.8±6.03	0.4	0.02	0.07
	体重(kg)	67.2±10.63	66.7±10.55	0.5	0.10	0.05
	胸围(cm)	90.7±7.34	89.2±7.26	1.5	0.00	0.21
	腰围(cm)	81.2±9.37	80.2±9.29	1.0	0.00	0.11
	臀围(cm)	91.8±6.54	91.4±6.32	0.3	0.11	0.05
	上臂部皮褶厚度(mm)	10.3±5.48	11.0±5.63	−0.8	0.00	0.14
	肩胛部皮褶厚度(mm)	14.7±6.32	16.1±7.34	−1.3	0.00	0.18
	腹部皮褶厚度(mm)	21.1±8.95	21.3±9.5	−0.3	0.39	0.03
	安静脉搏(beats/min)	76.3±8.09	77.3±9.51	−1.0	0.00	0.11
	收缩压(mmHg)	119.2±11.2	118.8±12.06	0.4	0.28	0.03
	舒张压(mmHg)	76.1±8.38	76.1±8.6	0.0	0.93	0.00
	肺活量(ml)	3790.7±722.29	3645.1±761.67	145.6	0.00	0.19
	台阶指数	54.9±7.75	55.5±8.63	−0.6	0.02	0.07
	握力(kg)	46.3±6.99	46.0±7.27	0.3	0.13	0.04
	背力(kg)	130.1±23.69	127.5±24.66	2.7	0.00	0.11
	纵跳(cm)	37.6±7.64	37.3±7.86	0.4	0.11	0.05
	俯卧撑(times)	24.6±11.45	25.0±11.74	−0.4	0.33	0.03
	坐位体前屈(cm)	5.8±8.59	6.8±8.33	−1.1	0.00	0.13
	闭眼单脚站立(s)	37.7±32.12	37.3±31.85	0.4	0.71	0.01
	选择反应时(s)	0.43±0.06	0.45±0.07	0.02	0.00	0.29

续表

性别	指标	国家点	省点	差值	p	d
女	身高(cm)	158.0±5.58	158.0±5.5	0.1	0.75	0.02
	体重(kg)	53.4±7.11	53.3±7.43	0.1	0.57	0.01
	胸围(cm)	82.9±5.37	82.4±6.08	0.6	0.00	0.10
	腰围(cm)	72.2±7.47	72.0±8.00	0.2	0.40	0.03
	臀围(cm)	89.4±4.93	88.9±6.09	0.5	0.00	0.08
	上臂部皮褶厚度(mm)	17.5±5.48	16.9±5.57	0.6	0.00	0.11
	肩胛部皮褶厚度(mm)	15.6±5.84	16.7±6.71	−1.0	0.00	0.15
	腹部皮褶厚度(mm)	20.7±6.89	20.4±6.96	0.3	0.17	0.04
	安静脉搏(beats/min)	76.4±7.30	76.8±8.99	−0.4	0.17	0.05
	收缩压(mmHg)	106.9±11.52	107.8±11.65	−0.9	0.02	0.08
	舒缩压(mmHg)	68.6±8.08	69.7±8.13	−1.0	0.00	0.12
	肺活量(ml)	2414.6±526.88	2374.0±561.03	40.6	0.02	0.07
	台阶指数	56.8±7.79	58.4±9.04	−1.5	0.00	0.17
	握力(kg)	26.8±4.97	26.7±5.16	0.2	0.34	0.04
	背力(kg)	71.1±15.94	68.6±17.45	2.5	0.00	0.15
	纵跳(cm)	24.2±5.05	24.1±5.19	0.1	0.56	0.02
	1分钟仰卧起坐(times)	22.8±11.3	22.3±11.3	0.6	0.12	0.05
	坐位体前屈(cm)	8.0±8.37	8.8±7.96	−0.8	0.00	0.10
	闭眼单脚站立(s)	37.8±32.83	35.6±30.84	2.2	0.02	0.07
	选择反应时(s)	0.46±0.06	0.48±0.07	0.02	0.00	0.34

3.4 成年乙组

由国家点和省点的成年乙组数据比较发现,差值范围在0.0~87.1。从显著性差异比较来看,男性成年乙组人群有11个体质指标主要集中为身体素质指标国家点和省点差异有显著性,而女性有7个指标有显著性($p<0.05$);从效应量来看,男性胸围、选择反应时以及女性肩胛部皮褶厚度、选择反应时国家点和省点差异有小效应($d>0.02$)(见表6)。

表 6　国家点和省点成年乙组人群体质指标平均数比较

性别	指标	国家点	省点	差值	P	d
男	身高(cm)	167.5±5.93	167.5±5.93	0.1	0.66	0.02
	体重(kg)	68.3±9.73	67.7±9.6	0.6	0.05	0.06
	胸围(cm)	93.4±6.60	92.0±6.42	1.3	0.00	0.20
	腰围(cm)	85.6±9.02	84.8±8.92	0.9	0.00	0.10
	臀围(cm)	92.0±5.85	92.0±5.71	0.0	0.98	0.00
	上臂部皮褶厚度(mm)	9.2±4.38	10.0±4.91	-0.8	0.00	0.17
	肩胛部皮褶厚度(mm)	15.6±6.20	16.7±6.77	-1.1	0.00	0.16
	腹部皮褶厚度(mm)	21.9±8.37	22.3±8.54	-0.4	0.11	0.05
	安静脉搏(beats/min)	75.3±8.18	75.4±8.88	-0.2	0.53	0.02
	收缩压(mmHg)	126.2±14.88	124.6±15.52	1.6	0.00	0.10
	舒缩压(mmHg)	81.3±9.95	80.5±10.10	0.8	0.01	0.08
	肺活量(ml)	3195.7±702.6	3108.6±746.95	87.1	0.00	0.12
	台阶指数	59.4±9.13	60.7±10.73	-1.3	0.00	0.12
	握力(kg)	44.2±7.37	43.5±7.75	0.7	0.00	0.09
	坐位体前屈(cm)	2.6±8.60	3.6±8.61	-1.0	0.00	0.12
	闭眼单脚站立(s)	19.1±21.18	18.9±21.16	0.2	0.79	0.01
	选择反应时(s)	0.49±0.10	0.53±0.12	0.04	0.00	0.29
女	身高(cm)	156.7±5.36	156.7±5.48	-0.1	0.76	0.02
	体重(kg)	57.8±7.72	58.0±8.00	-0.2	0.52	0.03
	胸围(cm)	87.6±6.37	87.3±6.31	0.3	0.07	0.05
	腰围(cm)	79.1±8.38	79.9±8.85	-0.8	0.00	0.09
	臀围(cm)	91.8±5.14	92.1±5.64	-0.3	0.09	0.05
	上臂部皮褶厚度(mm)	19.7±5.43	19.2±5.80	0.6	0.00	0.10
	肩胛部皮褶厚度(mm)	18.9±6.32	20.7±7.57	-1.8	0.00	0.24
	腹部皮褶厚度(mm)	25.6±7.20	26.3±7.83	-0.7	0.00	0.09
	安静脉搏(beats/min)	74.5±7.11	74.7±8.13	-0.2	0.41	0.03
	收缩压(mmHg)	118.7±15.49	118.8±16.58	-0.2	0.71	0.01
	舒缩压(mmHg)	75.7±9.54	75.9±9.73	-0.2	0.60	0.02
	肺活量(ml)	2082.5±553.69	2073.5±572.11	9.0	0.61	0.02
	台阶指数	61.7±9.16	63.5±10.63	-1.7	0.00	0.16
	握力(kg)	25.7±4.98	25.8±5.33	-0.1	0.75	0.02
	坐位体前屈(cm)	6.6±8.16	7.2±8.08	-0.5	0.03	0.06
	闭眼单脚站立(s)	16.8±18.97	15.9±18.38	0.9	0.12	0.05
	选择反应时(s)	0.51±0.10	0.56±0.14	-0.05	0.00	0.37

3.5 老年组

由国家点和省点的老年组数据比较发现,差值范围在 0.0～63.4。从显著性差异比较来看,男性老年人身高、胸围、坐位体前屈、选择反应时以及女性身高、肩胛部皮褶厚度、腹部皮褶厚度、肺活量、选择反应时指标国家点和省点差异有显著性($P<0.05$);从效应量来看,男性胸围、选择反应时以及女性肩胛部皮褶厚度、选择反应国家点和省点差异有小效应($d>0.02$)(见表7)。

表 7　国家点和省点老年人体质指标平均数比较

性别	指标	国家点	省点	差值	p	d
	身高(cm)	164.0±6.05	164.8±5.95	−0.8	0.01	0.13
	体重(kg)	64.6±9.53	64.4±9.51	0.2	0.67	0.02
	BMI(kg/m²)	24.0±2.85	23.7±2.96	0.3	0.06	0.10
	胸围(cm)	92.1±6.57	90.8±6.54	1.3	0.00	0.20
	腰围(cm)	84.6±9.47	83.7±9.26	0.9	0.06	0.10
	臀围(cm)	90.9±5.88	90.7±5.84	0.2	0.64	0.03
	上臂部皮褶厚度(mm)	9.3±4.80	9.8±5.03	−0.5	0.07	0.10
	肩胛部皮褶厚度(mm)	15.4±6.45	15.9±7.02	−0.5	0.16	0.08
男	腹部皮褶厚度(mm)	19.9±8.69	19.9±8.53	0.0	0.93	0.00
	安静脉搏(beats/min)	74.7±9.61	74.3±9.57	0.4	0.46	0.04
	收缩压(mmHg)	131.3±15.62	130.8±16.52	0.6	0.52	0.03
	舒张压(mmHg)	80.9±8.96	79.9±9.41	0.9	0.06	0.10
	肺活量(ml)	2488.6±611.53	2469.3±695.88	19.3	0.60	0.03
	握力(kg)	36.7±7.29	36.5±7.52	0.3	0.52	0.03
	坐位体前屈(cm)	−0.8±8.32	0.7±8.63	−1.5	0.00	0.18
	闭眼单脚站立(s)	8.7±9.20	9.6±11.74	−1.0	0.12	0.08
	选择反应时(s)	0.58±0.13	0.64±0.22	−0.06	0.00	0.29
	身高(cm)	152.9±5.53	153.6±5.48	−0.7	0.01	0.13
	体重(kg)	57.0±8.57	57.2±8.78	−0.2	0.64	0.03
	BMI(kg/m²)	24.3±3.09	24.2±3.27	0.1	0.47	0.04
	胸围(cm)	88.7±6.85	88.2±7.00	0.5	0.17	0.07
女	腰围(cm)	84.7±10.1	84.4±10.04	0.4	0.49	0.04
	臀围(cm)	92.5±6.47	92.6±6.43	−0.1	0.69	0.02
	上臂部皮褶厚度(mm)	19.7±6.62	18.9±6.44	0.8	0.03	0.12
	肩胛部皮褶厚度(mm)	18.5±6.84	20.4±8.10	−1.9	0.00	0.24
	腹部皮褶厚度(mm)	25.8±8.15	27.4±8.76	−1.6	0.00	0.18
	安静脉搏(beats/min)	73.6±7.78	74.0±8.88	−0.4	0.39	0.05

性别	指　标	国家点	省点	差值	p	d
	收缩压(mmHg)	129±17.82	130.2±18.14	−1.2	0.20	0.07
	舒张压(mmHg)	79.0±9.62	78.2±9.58	0.8	0.11	0.09
	肺活量(ml)	1719.3±467.14	1655.9±514.13	63.4	0.02	0.13
女	握力(kg)	22.3±4.35	22.5±4.72	−0.3	0.32	0.05
	坐位体前屈(cm)	6.4±7.61	6.7±7.72	−0.3	0.54	0.03
	闭眼单脚站立(s)	8.7±8.84	7.9±9.34	0.8	0.10	0.09
	选择反应时(s)	0.62±0.16	0.72±0.27	−0.09	0.00	0.35

4　分析与讨论

所谓抽样,指的是从组成某个总体的所有元素的集合中,按一定方式选择和抽取部分元素即样本的过程。由于总体内部各元素的差异性以及样本范围与总体范围的差异性,样本的结构不可能与总体的结构完全一致,所以在用样本的统计值去推算总体的参数值时总会产生偏差,这种偏差叫作抽样误差。抽样误差是衡量样本代表性的一个标准,其大小主要受两个因素的影响:一是总体各元素间的差异程度,即总体的异质性,异质性越高,抽样误差越大;二是样本的大小,样本容量越大,抽样误差越小。此外,抽样误差还受抽样方法的影响。

样本量的确定一般要考虑六方面的因素,即精确程度、异质程度、分析要求、抽样方法、未回答者的情况,以及时间和经费。D. A de Vaus 1986 年提出 95% 的置信水平下抽样误差在 1.0% 的最小样本量为 10000,抽样误差在 1.5% 的最小样本量为 4500,抽样误差在 5% 的最小样本量为 400。本研究中的两个样本量均已达到最低样本量要求。如前人所说,样本量与抽样误差有一定关系,本研究中两个样本的体质监测单项指标部分在显著性上(p 值)有差异,但仅有个别指标如成老年人的反应时的效应量(d 值)达到小效应水平。有学者提出,在论文中仅仅报道假设检验的结果容易误导读者,建议采用效应量(effect size)作为假设检验的补充。2001 年,美国心理学会(American Psychological Association,APA)论文发表手册规定发表论文必须报道效应量。体质研究中,由于样本量较大,t 检验"放大"了某些比较小,甚至实际并不存在的差异,出现假阳性错误。原因可能是,大样本量影响了 t 检验计算的计算结果。而 Cohen's d 则是从数据实际的平均值差异和数据变异的角度去观察两组数据的差异。因此,两者结合更有利于厘清数据的真实情况,从而作出更准确、更客观的判断。本研究中,绝大多数体质单项指标平均数在国家点和省点的差异无统计学意义,说明根据社会经济发展分层随机整群抽取每个最小抽样组 100 人的样本可以较好地反映总体水平。

　　研究中考察国民体质状况的重要指标体质合格率显示,国家点和省点相差 4 个百分点,差异有显著性。说明虽然多数体质单项指标差异无统计学意义,但是累积起来可能会从量变转为质变,但也有可能与体质评定等级的算法有关,具体原因有待进一步研究。同时考虑到样本量的分析要求,作为省级监测样本,了解各地市的体质状况从而为下一步的政策实施提供科学依据是必需的。

5　结　论

　　省点和国家点的体质单项指标多数差异无统计学意义,但体质评定等级差异有显著性,说明采取分层随机整群的抽样方法抽取的三个国家点可以较好地代表总体水平,但考虑到样本量的分析要求,作为省级监测样本,有必要了解各地市的体质状况,所以建议全省全面铺开体质监测,这样可以更全面、更精确地掌握国民体质状况。

【参考文献】

[1]温煦.效应量:体育科研中不应忽略的统计量.中国体育科技,2011,47(3):142 —145.

[2]张力为.体育科学研究方法.北京:高等教育出版社,2002.

[3]D. V. de Vaus. Surveys in Social Research. George Allen & Unwin, 1986.

[4]T. Vacha Haase, J. E. Nilsson, and D. R. Reetz et al. Reporting Practices and APA Editorial Policies Regarding Statistical Significance and Effect Size. Theory Psychol,2000,10:413-425.

执笔人:吕　燕

浙江省省级机关公务员体质现状调查研究

公务员是各级决策系统的领导者和服务者,他们的生活、行为、工作方式、价值观念、文化思想等对其他人群都具有很强的示范、渗透、辐射和影响作用,所以他们在社会中的影响力很大。实践也证实,现代社会发展决策成功与否,在很大程度上除了取决于公务员的智力、知识、能力和品德等要素,还取决于他们的健康与活力。本研究旨在通过分析浙江省公务员体质水平,对其体质状况作出整体评价,探讨其体质状况的成因。并对其生活方式和体育锻炼情况作出调查分析,为公务员选择科学和合理的锻炼和生活方式提供有价值的依据,从而为改善其体质状况提出有效的措施和对策。

1 研究对象与方法

1.1 研究对象

2011 年对浙江省省直机关在职公务员进行了体质测定和问卷调查,共计 53 家单位,511 人,年龄范围在 20～59 岁。被测试人员根据年龄分为两组:甲组(20～39岁)257 人、乙组(40～59 岁)254 人。基本情况见表 1。

表 1 检测对象性别年龄分布情况

	20～39 岁	40～59 岁	合计
男	154	149	303
女	103	105	208
合计	257	254	511

1.2 研究方法

1.2.1 文献资料法

检索查阅了国内外有关体质、健康和科学锻炼等文献与资料,并对文献资料进行较为深入细致的研究和分析,比较全面详细地了解国内外相关研究的现状。

1.2.2 体质测试法

工作人员经过专业培训,保证数据准确可靠,严格按照国家体育总局制定的《国民体质测定标准手册》,统一使用国家体育总局指定的体质监测器材《健民》牌GMCS-Ⅱ型人体质测试器材,对研究对象进行测定。

1.2.3 问卷调查法

在体质测试前,要求每名被测试者填写问卷调查表,内容包括体育锻炼情况、吸烟、饮酒、吃早餐、睡眠情况等。发放问卷 511 份,问卷回收率 100%,问卷有效率 100%。

1.2.4 数理统计法

原始数据由 Microsoft Excel 储存,并建立数据库。测试的各项指标数据应用SPSS11.5 软件包进行统计分析,结果以均值($\bar{x}$)±标准差(SD)来表示。统计学方法使用 t 检验法、方差分析法进行组间均值差异性比较,p 值表示差异的显著性($p<0.05,p<0.01$ 为显著性的差异)。

2 结果与分析

2.1 体质状况

2.1.1 总体情况

按照国家体质等级评定标准,把体质水平划分为 4 个等级,依次为不合格、合格、良好和优秀。参加测试的 511 名省直机关公务员中,不合格 1 人(0.2%),合格26 人(5.1%),良好 78 人(15.3%),优秀 406 人(79.5%),优秀率远远高于 2010 年浙江省国民体质监测成年人水平,不合格率远远低于 2010 年全省 9.1%,说明我省省级机关公务员的体质状况总体上好于全省平均水平(见表 2)。

表 2 不同年龄男女体质测试综合评定结果

年龄	性别	不合格	合格	良好	优秀
20～39 岁	男	0.0%(0 人)	2.3%(12 人)	3.9%(20 人)	23.9%(122 人)
	女	0.0%(0 人)	0.2%(1 人)	2.3%(12 人)	17.6%(90 人)
40～59 岁	男	0.2%(1 人)	2.0%(10 人)	5.5%(28 人)	21.5%(110 人)
	女	0.0%(0 人)	0.6%(3 人)	3.5%(18 人)	16.4%(84 人)
合计		0.2%(1 人)	5.1%(26 人)	15.3%(78 人)	79.5%(406 人)

2.1.2 身体形态指标

BMI(身高/体重^2)是以相对于身高的体重,来衡量是否超重的常用指标。2003年4月,中国卫生部疾病控制司发布的《中国成人超重和肥胖症预防控制指南》(试用)指标为:BMI<18.5为体瘦、18.5≤BMI<24为正常体重、24≤BMI<28为超重、BMI≥28为肥胖。世界卫生组织认为BMI指数保持在22左右是比较理想的。

测试结果如表3所示,甲乙两组间身高、BMI差异显著。甲组平均身高高于乙组,符合生长规律,BMI则低于乙组,符合年龄增长的发展规律。体重两组间无显著性差异。男女组间三项指标均呈显著性差异($p<0.01$),男性BMI高于女性,与2005年浙江省公务员体质研究结果一致。在受测的511名机关公务员中有20人体重达到肥胖的标准,占总检测人数的3.9%,低于全省2010年国民体质调查的肥胖率6.8%。其中男性有19人,占肥胖人数的95%。体重超重的人数有159人,占总检测人数的31.1%,高于全省2010年国民体质调查的超重率28.5%。其中男性有135人,占超重人数的85%。从整体情况来看,浙江省公务员体重处于标准范围的比例为64.4%,其中男性超重肥胖的比例远远高于女性,说明女性公务员对自己的体型和健康更为注意。

表3　浙江省公务员身体形态指标($\bar{x}\pm s$)

年龄	性别	身高(cm)	体重(kg)	BMI(m/kg^2)
20～39岁	男	173.1±5.24	71.3±9.77	23.8±2.77
	女	161.2±5.25**	53.4±5.80**	20.5±1.88**
40～59岁	男	171.2±5.23※	70.9±7.78	24.2±2.31※※※
	女	160.5±5.17**	57.2±6.34**	22.2±2.04**

注:与同龄组男性相比*$p<0.05$,**$p<0.01$;甲乙两组相比※$p<0.05$,※※※$p<0.01$。

2.1.3 身体机能指标

肺活量是测试人体呼吸的最大通气能力。肺活量因性别和年龄而异,男性明显高于女性($p<0.01$)。在20岁后肺活量随年龄的增长而下降,每10年下降9%～27%,但长期坚持体育锻炼的人,其肺活量仍能保持正常。本研究肺活量评定为优秀的为72%,97.3%达到合格水平。肺活量均值均高于中国健康水平(男性3500ml,女性2500ml)。男性肺活量高于女性,甲组明显高于乙组,存在显著性差异($p<0.01$),符合成年人体质变化特点。

台阶指数是反应心血管机能水平的重要指标。台阶试验指数值越大,则反映心血管系统的机能水平越高,反之亦然。经常参加有氧代谢运动,可以提高心血管系统的机能水平。本测试中台阶指数评为优秀的仅 54 人,占 10.6%;不合格占 34.4%。心功能较差占如此高的比例,应引起高度重视。男女组间无差异,甲乙组间存在显著性差异($p<0.01$),乙组明显好于甲组(见表 4)。

表 4 浙江省公务员机能指标($\bar{x}\pm s$)

年龄	性别	肺活量(ml)	台阶指数
20~39 岁	男	4984.8±816.31	56.2±8.24
	女	3509.8±720.31**	55.0±9.88
40~59 岁	男	4531.9±799.48※※※	58.3±12.34※※※
	女	3354.6±691.69**	60.5±10.29

注:与同龄组男性相比 *$p<0.05$,**$p<0.01$;甲乙两组相比 ※$p<0.05$,※※※$p<0.01$。

2.1.4 身体素质指标

(1)力量素质

力量素质包括握力、俯卧撑(男)/1 分钟仰卧起坐(女)和纵跳。人体的任何活动离不开肌肉的收缩力量,它维持着人体的基础生活能力。力量素质决定速度素质的提高,耐力素质的增长,柔韧素质的发挥和灵敏素质的表现。

握力主要反映前臂及手部肌肉的力量。本测试中握力评为优秀的有 88 人,占 17.2%;达到合格的占 85.3%。总体来说,受试者的前臂及手部肌肉力量相对较好。同年龄组男性的握力明显高于女性,结果存在显著性差异($p<0.01$),符合性别特点;甲乙两组间甲组握力明显高于乙组,结果存在显著性差异($p<0.05$)。

俯卧撑(男)是用来衡量男性上肢力量;1 分钟仰卧起坐(女)是用来衡量女性腰腹部肌群力量的指标,且间接评价受试者的肌肉持续工作能力。本测试中男性俯卧撑评为优秀的有 61 人,占 39.6%;达到合格的占 86.4%。女性 1 分钟仰卧起坐评为优秀的高达 83 人,占 80.6%;达到合格的占 100%。说明受试者男性上肢力量、女性腰腹部力量和力量耐力都相对较好。

纵跳是测试受试者的纵跳高度,主要反映下肢的弹跳力。本测试中纵跳评为优秀的有 190 人,占 73.9%;达到合格的占 99.2%。说明受试者下肢肌肉爆发力相对较好。同年龄组男性的握力明显高于女性,结果存在显著性差异($p<0.01$),符合性别特点(见表 5)。

表 5　浙江省公务员力量素质指标($x\pm s$)

年龄	性别	握力(kg)	俯卧撑(个)/ 1 分钟仰卧起坐(个)	纵跳(cm)
20~39 岁	男	51.4±6.89	29.1±14.25	46.3±6.84
	女	31.6±5.04**	35.4±9.70	31.6±5.56**
40~59 岁	男	48.5±7.08※		
	女	31.3±4.94**		

注:与同龄组男性相比$^*p<0.05$,$^{**}p<0.01$;甲乙两组相比$^※p<0.05$,$^{※※※}p<0.01$。

(2)柔韧素质

坐位体前屈是用来衡量人体柔韧性的指标。拥有良好柔韧素质的人,在日常生活、休闲和运动中意外损伤的风险和患腰椎疼痛的几率降低。本测试中柔韧性评为优秀的有 203 人,占 39.7%;达到合格的占 89.3%。说明受试者柔韧性相对较好。同年龄组女性的柔韧性明显好于男性,结果存在显著性差异($p<0.01$),符合性别特点。甲乙两组间甲组柔韧性明显好于乙组,结果存在显著性差异($p<0.01$),符合年龄变化特点(见表 6)。

(3)平衡素质

闭眼单脚站立主要是用于检查人体平衡能力,也可以用于评价位置感觉、视觉和本体感觉之间的协调能力。良好的平衡能力对防止老年人摔倒、扭伤等有重要意义。本测试中平衡性评为优秀的有 144 人,占 28.2%;达到合格的占 85.9%。说明受试者平衡性相对较好。同年龄组男女性间无差异。甲乙两组间甲组平衡性明显好于乙组,结果存在显著性差异($p<0.01$),符合年龄变化特点(见表 6)。

(4)灵敏素质

选择反应时可以衡量人的神经系统和运动系统协调作出反应的能力,即人的灵敏性。反应时与灵敏性呈反比关系。拥有良好反应速度的人,在遇到突发事件和紧急情况时,能较好地处理和应对。本测试中灵敏性评为优秀的有 385 人,占 75.3%;达到合格的占 100%。说明受试者灵敏性相对较好。甲组男女间存在显著性差异($p<0.01$),男性明显好于女性。乙组男女间无差异。甲乙两组间甲组灵敏性明显好于乙组,结果存在显著性差异($p<0.01$),符合年龄变化特点(见表 6)。

表 6　浙江省公务员柔韧、平衡、灵敏素质指标($x \pm s$)

年龄	性别	坐位体前屈(cm)	闭眼单脚站立(s)	选择反应时(s)
20～39 岁	男	14.4±7.72	52.9±31.65	0.38±0.040
	女	19.1±6.52**	54.8±32.63	0.40±0.039**
40～59 岁	男	11.5±7.77※※※	32.4±30.39※※※	0.41±0.043※※※
	女	17.7±6.72**	37.8±34.11	0.41±0.042

注:与同龄组男性相比*$p<$0.05,**$p<$0.01;甲乙两组相比※$p<$0.05,※※※$p<$0.01

2.2　问卷调查结果

2.2.1　体育锻炼情况调查结果

（1）参加体育锻炼的频率

问卷调查结果显示,近半年来75.5%的省直机关公务员每周至少锻炼1次以上,而达到每周锻炼3次及以上的比例为20.2%。按性别年龄组来分析,近半年来每周参加体育锻炼3次及以上的人群,男子乙组比例最高,女子甲组最低;每周参加1次以上体育锻炼的人数中,男性大于女性,乙组大于甲组(见表7)。

表 7　每周参加中等强度体育锻炼的频率　　　　　　　　单位:%

	男甲	男乙	女甲	女乙	总体
每周 0 次	17.3	11.3	46.2	30.2	24.1
每周 1 次	37.0	28.2	26.9	37.7	32.7
每周 2 次	23.5	28.2	17.3	18.9	22.6
每周≥3 次	21.0	32.4	9.6	13.2	20.2

（2）参加体育锻炼的时间

问卷调查结果显示,25.4%的省直机关公务员每次体育锻炼时间不足30分钟,43.2%的公务员在30～60分钟之间,仅有30.9%的公务员每次体育锻炼时间超过60分钟。分性别年龄组比较发现,男子乙组每次锻炼时间超过60分钟比例最高,为50.0%;女子甲组比例最低,仅为4.7%(见表8)。

表 8　每次体育锻炼时间比例　　　　　　　　　　　　单位:%

	男甲	男乙	女甲	女乙	总体
<15 分钟	5.1	4.4	16.3	15.2	8.9
15～30 分钟	8.9	16.2	25.6	21.7	16.5
30～60 分钟	54.4	27.9	53.5	37.0	43.2
>60 分钟	31.6	50.0	4.7	26.1	30.9

（3）静态活动时间

静态活动是通过每天上班静坐时间和下班静坐时间来反映的。问卷调查结果表明,省直机关公务员每天上、下班静坐时间分别为 6.0、2.4 小时。其中工作静态大于 5 小时的人数比例中女性高于男性,下班静态大于 5 小时的人数比例中男子乙组最高,其次为女子乙组(见表 9)。

表 9　静态活动时间大于 5h 比例　　　　　　　　单位:%

	男甲	男乙	女甲	女乙	总体
工作静态>5h	75.6	69.4	83.0	83.3	77.0
下班静态>5h	36.6	41.7	28.3	40.7	37.2

2.2.2　生活方式情况调查结果

（1）早餐

早餐是一天中能量和营养素的重要来源,对人们的营养和健康状况有着重要的影响。调查结果显示,大多数公务员吃早餐习惯良好,有 78.0% 的公务员每天都吃早餐,约 15.9% 每周有 5 天或 6 天吃早餐。不同年龄组比较发现,吃早餐比例乙组高于甲组,其中男子乙组最高,男子甲组最低(见表 10)。

表 10　每天吃早餐比例　　　　　　　　　　单位:%

	男甲	男乙	女甲	女乙	总体
每天吃早餐比例	65.8	89.1	73.7	83.4	78.0

（2）睡眠时间

问卷调查结果显示,省直机关公务员每天睡眠时间平均为 7.4 小时,总体而言,98.1% 的人每天睡眠时间大于 6 小时,其中女子甲组比例最高为 100%,女子乙组的比例最低(见表 11)。

表 11　睡眠时间大于 6h 比例　　　　　　　　单位:%

	男甲	男乙	女甲	女乙	总体
睡眠时间>6h	98.8	97.3	100.0	96.3	98.1

（3）吸烟

问卷调查结果显示,79.7% 省直机关公务员从不吸烟或者戒烟 2 年以上。而在吸烟人数的比例中,乙组大于甲组,男性大于女性,每天 10 支以下的人数比例为 10.7%,每天 10 支以上的比例为 9.2%(见表 12)。

表 12　吸烟人数比例　　　　　　　　　单位：%

	男甲	男乙	女甲	女乙	总体
不吸烟	63.0	58.3	98.2	96.2	75.9
每天≤10 支	16.0	18.1	1.8	1.9	10.7
每天 10～20 支	9.9	12.5	0.0	0.0	6.5
每天≥20 支	4.9	2.8	0.0	1.9	2.7
戒烟 2 年以下	1.2	0.0	0.0	0.0	0.4
戒烟 2 年以上	4.9	8.3	0.0	0.0	3.8

（4）饮酒

问卷调查结果显示，省直机关公务员不饮酒的比例为 33.5%，其中女性不饮酒的比例明显大于男性；每周饮酒次数在 1～2 次的比例为 17.7%，其中乙组明显高于甲组，男性高于女性；每周饮酒次数在 3～4 次的比例为 6.5%，男性仍明显高于女性，乙组仍高于甲组；40 周岁以下公务员不存在每天都饮酒的情况。

表 13　饮酒人数比例　　　　　　　　　单位：%

	男甲	男乙	女甲	女乙	总体
不喝酒	16.3	17.8	64.8	49.1	33.5
每月<1 次	26.3	19.2	20.4	22.6	22.3
每月<4 次	27.5	19.2	13.0	13.2	19.2
每周 1～2 次	23.8	26.0	1.9	13.2	17.7
每周 3～4 次	6.3	16.4	0.0	0.0	6.5
每天或几乎每天	0.0	1.4	0.0	1.9	0.8

3　结论与建议

3.1　体质状况

从身体形态来看，身高随着年龄的增长呈下降趋势，体重男性变化不明显，女性则随着年龄的增长呈上升趋势。超重和肥胖比例与全省水平持平。BMI 男性明显高于女性，乙组明显高于甲组。其中超重和肥胖主要集中在男性公务员。结合问卷调查，分析原因可能与男性公务员工作性质、应酬多、饮食习惯不合理、缺乏运动等因素有关。故建议男性公务员，加强体育锻炼，妥善处理好工作与运动的关系，改变不良生活习惯。同时，超重和肥胖有着年龄变化特点，随着年龄的增长,BMI有上升趋势,尤其是50岁以后,肥胖又是很多慢性疾病的诱发因素,因此建议50岁以上者,加强体育锻炼,改善饮食习惯,适当控制体重,对于预防与肥胖相关的各种慢性疾病有重要意义。值得指出的是,BMI虽能较好地反映机体的肥胖程度,但在具体应用时还应考虑到其局限性,如对肌肉很发达的运动员或有水肿的病人,体重指数值可能过高估计其肥胖程度。老年人的肌肉组织与其脂肪组织相比,肌肉组织的减少较多,计算的体重指数值可能过低估计其肥胖程度。因此,建议定期进行身体成分监测,更有助于判断肥胖程度。

从身体机能来看,省直机关公务员肺活量水平良好,均高于全省水平。男性明显高于女性,甲组明显高于乙组。台阶指数合格率较低,有三成以上不合格,表明心脏承受负荷的能力低,心功能较差,且以20～39岁年龄段比例最高。分析原因可能与年轻人缺乏科学健身理念、健康意识薄弱有关。因此建议该年龄段公务员提高健身意识,加强周期性有氧运动,改善生活习惯,以提高心肺耐力。

从身体素质来看,省直机关公务员素质指标均较好,高于全省水平。反映力量素质的握力、俯卧撑和1分钟仰卧起坐合格率均达85％以上。柔韧性合格率为89.3％,女性明显好于男性,甲组明显好于乙组,符合生理变化特点。平衡性合格率为85.9％,男女间无差异,甲组明显好于乙组。灵敏性优秀率达75.3％,符合公务员反应灵敏的特点。

从体质综合评定来看,总体情况要优于2005年浙江省公务员体质状况,且优于2010年成年人体质监测结果。尽管总体评价较好,但个别指标评价较差,因此要根据不同年龄、性别进行综合分析,针对个人的薄弱环节,制定相应的运动处方,综合提升体质水平。

3.2 问卷调查结果

调查显示,77％的省直机关公务员上班的静态时间大于5小时,处于长期低头伏案工作状况,长期的静态工作使头颈常固定在前屈位,致使颈前屈肌持续收缩而后伸肌长时间被动拉伸,得不到适时调整,日积月累,颈部肌肉的收缩功能逐渐丧失,导致肌力减弱,韧带也因缺少规律的紧张和舒松,出现松弛退化,所以长期伏案的公务员应该更多地参与体育锻炼。有75.5％的省直机关公务员已经在参加锻炼,但每周锻炼3次及以上且每次体育时间达到30分钟的,仅占8.7％。以上数据表明浙江省公务员多数已经在参加体育锻炼,但时间和频率还达不到有效提高身体素质和运动能力的强度。40岁以下公务员体育锻炼的频率和强度明显低于40岁以上公务员,尤其是40岁以下的女性公务员,该数据望引起年轻公务员的重视。建议加强宣传引导,提高健身意识,组织健身比赛活动,培养健身兴趣,尤其是女性公务员的参与积极性。建立体质健康档案,定期参加体质检测,跟踪体质变化趋势,制定针对性运动处方,以提高健康水平。

　　问卷调查结果显示省直机关公务员的总体生活方式比较健康,且女性优于男性。有78.0%的公务员每天都吃早餐,40岁以上公务员吃早餐习惯好于40岁以下公务员,其中年轻男性公务员吃早餐情况最差;浙江省公务员平均每天睡眠时间为7.4小时,98.1%的公务员每天睡眠时间大于6小时;浙江省公务员不饮酒的比例为33.5%,其中女性比例明显大于男性,0.8%的公务员处于几乎每天饮酒的状态;80.1%浙江省公务员处于不吸烟的状态,40岁以上的公务员吸烟比例要大于40岁以下的公务员,男性明显多于女性,而每天10支以上的比例为9.2%。建议养成良好的生活、饮食习惯,不吸烟少喝酒、多喝水,增强体质、提高健康水平,从而提高生活质量和工作效率。

【参考文献】

[1]王家宏,等.国家公务员体力活动与健康问题的研究.体育科学,2002,22(1):12.

[2]国家体育总局.国民体质测定标准手册(成年人部分).北京:人民体育出版社,2003.

[3]中国卫生部疾病控制司.中国成人超重和肥胖症预防控制指南(试行).北京:人民卫生出版社,2003.

[4]安平,徐峻华.浙江省公务员体质状况研究.北京体育大学学报,2005,28(12):78－81.

[5]孙飙,王梅.我国成年人体质的年龄变化特点和趋势分析.体育与科学,2003,24(6):41－44.

[6]戴海滨.江苏省吴江市国家公务员身体形态与机能状况研究.哈尔滨体育学院学报,2006,24(2):120－122.

[7]World Health Organization. Obesity：Preventing and Managing the Global Epidemic. Report of a WHO Consultation. World Health Organization,2000,894:1-253.

[8]童进,李广宇.宁波市560名公务员的体质监测结果分析.体育科技,2005,26(1):55－57.

执笔人:沈艳梅

浙江省省直机关公务员体质状况检测报告

——依据《浙江省 3～69 周岁公民体质评价等级标准》

浙江省直属机关第十一届运动会体能测试暨浙江省第四届省级机关公务员体能大赛于 2013 年 11 月举行,本次比赛共有 44 个厅局,676 人参加比赛。为了更好地了解我省公务员体质状况,现对第四届公务员体能大赛比赛数据分析如下。

1 检测对象

第四届公务员体能大赛共有 676 人参加,其中 88 人没有参加完所有比赛项目,最后参与评级的为 588 人,其中男子 348 人,女子 240 人,甲组(20～39岁)298 人,乙组(40～59 岁)290 人(见表 1)。

表 1 第四届公务员体能大赛运动员性别年龄分布情况

	20～39 岁	40～59 岁	合计
男	176	172	348
女	122	118	240
合计	298	290	588

2 总体情况

由表 2 可见,参加第四届公务员体能大赛的运动员体质状况比较优秀,处在一级、二级、三级的共有 458 人,占总比例的 77.9％。这些拥有优秀体质的人在日常生活、工作、劳动和运动过程中,均具有较佳的活力和适应能力,能有充沛的体力去从事工作和享受生活。需要注意的是,处在八级、九级、十级的共有9 人,占总比例的 1.6％,虽然所占比例较低,但处于该水平的运动员要注意提高自己的体质,如果不采取相应措施,体质可能会进一步下降,将直接影响工作效率和生活质量。

表2　第四届公务员体能大赛体质综合评级分布情况

等级	一级	二级	三级	四级	五级	六级	七级	八级	九级	十级
人数	321	67	70	48	48	14	11	8	1	0
百分比（%）	54.6	11.4	11.9	8.2	8.2	2.4	1.9	1.4	0.2	0

由表3可见,女子的综合评级情况要优于男子:女子一级达标率为62.1%,高于男子的49.4%;二级达标率为10.8%,低于男子的11.8%;三级达标率为13.3%,高于男子的10.9%。女子一级、二级、三级的总达标率比例为86.2%,要高于男子的72.1%;女子八级、九级、十级的达标率为0.8%,低于男子的2%。

表3　第四届公务员体能大赛男女综合评级分布情况

等级	一级	二级	三级	四级	五级	六级	七级	八级	九级	十级
男子人数	172	41	38	28	40	11	11	7	0	0
百分比（%）	49.4	11.8	10.9	8.1	11.5	3.2	3.2	2.0	0	0
女子人数	149	26	32	20	8	3	0	1	1	0
百分比（%）	62.1	10.8	13.3	8.3	3.3	1.3	0	0.4	0.4	0

3　各组别前十二名情况分析

第四届公务员体能大赛共分为四个组别,分别是男子甲组、男子乙组、女子甲组、女子乙组。表4是该四个组别前十二名运动员的综合评级情况,表5为该四个组别前十二名运动员各项目平均成绩。

由表4可见,除男子乙组外,另三个组别的前十二名都处在一级达标状况,可见前十二名运动员体质状况非常优秀。由表5可见,形态指标(身高、体重、腰围)方面,前十二名运动员中甲组优于乙组;机能指标方面(肺活量)男子明显优于女子,甲组明显优于乙组;力量方面(俯卧撑、仰卧起坐、握力)男子乙组明显优于女子乙组;柔韧性(坐位体前屈)方面,可明显看出女子优于男子,甲组优于乙组;速度力量方面男子甲组象限跳、三点移动成绩明显优于女子甲组,男子乙组的绕杆跑、两点侧滑也同样优于女子乙组;乙组的耐力项目(3000米)男子成绩明显优于女子。

表4　第四届公务员体能大赛前十二名综合评级分布情况

	一级		二级		合计	
	人数	百分比（%）	人数	百分比（%）	人数	百分比（%）
男甲	12	100	0	0	12	100
女甲	12	100	0	0	12	100
男乙	11	71.7	1	8.3	12	100
女乙	12	100	0	0	12	100

表5　第四届公务员体能大赛前十二名各项目平均成绩

	身高	体重	腰围	肺活量	俯/仰/握力	体前屈	象限跳/绕杆跑	三点/两点	1500m/跳绳/3000m
男甲	171.3	63.3	74.1	6202.3	62.5	21.6	11.75	9.08	5.43
女甲	161.9	52.9	69.8	4909.9	49.3	24.3	13.92	10.66	319.9
男乙	171.2	63.5	75.3	5507.6	53.4	20.0	8.64	10.74	20.43
女乙	161.1	53.1	71.4	4201.2	35.0	24.1	9.55	12.36	23.04

4　竞赛组和测试组的比较

4.1　竞赛组和测试组综合评级的比较

第四届公务员体能大赛运动员分为两种类型：竞赛组运动员和测试组运动员。表6是竞赛组、测试组运动员人数分布情况，其中竞赛组共355人，测试组共233人。

表6　第四届公务员体能大赛竞赛组、测试组运动员人数性别分布情况

	竞赛组	测试组	合计
男	211	137	348
女	144	96	240
合计	355	233	588

表7是第四届公务员体能大赛竞赛组、测试组综合评级分布情况。由表7可以看出，竞赛组达标状况明显优于测试组，表现在竞赛组一级达标率明显高于测试组；竞赛组一级、二级、三级达标率共85.1%，明显高于测试组的66.5%。

表 7　第四届公务员体能大赛竞赛组、测试组综合评级分布情况

等级	一级	二级	三级	四级	五级	六级	七级	八级	九级	十级
竞赛组人数	229	39	35	22	20	4	3	3	0	0
百分比（%）	64.5	11.0	9.6	6.2	5.6	11.3	8.5	8.5	0	0
测试组人数	92	28	35	26	28	10	8	5	1	0
百分比（%）	39.5	12.0	15.0	11.2	12.0	4.3	3.4	2.2	0.4	0

4.2　竞赛组和测试组各项目平均成绩比较

表 8 是甲组竞赛和测试运动员各项目平均成绩比较,表 9 是乙组竞赛和测试运动员各项目平均成绩比较。由表 8、表 9 可以看出,除女子乙组握力表现为测试组高于竞赛组外,其他各项目平均成绩竞赛组都明显优于测试组。出现这种现象,可能是各比赛单位经过初步筛选,把成绩比较优秀的运动员安排在竞赛组以利于各单位赛出最佳成绩,而将成绩稍差的运动员安排在测试组,以免影响单位整体比赛成绩。将竞赛组、测试组的成绩分别与总体进行比较发现,男、女各测试组的成绩都低于同性别的平均成绩,并且乙组成绩低于平均成绩的差值要大于甲组与平均成绩的差值。

表 8　第四届公务员体能大赛竞赛甲组、测试甲组各项目平均成绩

	身高	体重	腰围	肺活量	俯/仰	体前屈	象限跳	三点	1500m/跳绳
竞男甲	172.3	68.9	79.9	5295.3	38.5	12.7	18.02	11.00	6.19
测男甲	171.1	69.8	81.6	5042.6	32.4	10.9	20.17	11.70	7.30
竞女甲	160.5	53.7	70.8	3921.9	36.1	19.6	19.00	12.83	263.5
测女甲	160.7	53.6	71.9	3605.7	30.7	15.7	22.32	13.52	235.2

表 9　第四届公务员体能大赛竞赛乙组、测试乙组各项目平均成绩

	身高	体重	腰围	肺活量	握力	体前屈	两点	绕杆跑	3000m
竞男乙	171.5	70.4	82.9	5137.6	50.1	12.4	12.05	9.83	23.08
测男乙	170.2	71.7	86.1	4589.7	48.1	9.7	12.87	10.21	24.87
竞女乙	160.5	56.2	73.7	3544.5	31.7	17.9	13.74	10.83	25.02
测女乙	159.9	58.3	76.4	3370.1	32.0	13.5	14.86	11.57	25.80

4.3　与第三届市级公务员体能大赛的比较

第三届市级机关公务员体能大赛于 2012 年 11 月在绍兴举行,表 10 和表

11 将第四届省直机关公务员体能大赛与第三届市级机关公务员体能大赛的部分数据进行了比较。由表 10 可以看出,省级男子甲组除了肺活量成绩高于市级男子甲组外,其他指标的平均值均低于市级男子甲组成绩;省级女子甲组的体重、三点移动、跳绳成绩低于市级女子甲组,而肺活量、仰卧起坐、体前屈成绩优于市级女子甲组。由表 11 可以看出,省级男子乙组肺活量、3000m 成绩高于市级男子甲组外,其他指标的平均值均低于市级男子甲组成绩;省级女子乙组体重、体前屈、绕杆跑、两点侧滑成绩低于市级女子乙组,仅肺活量和 3000m 成绩优于市级女子乙组。可见,第四届省级机关公务员的机能指标和耐力指标优于第三届市级机关公务员,而力量、柔韧性、速度力量性指标低于第三届市级机关公务员。

表 10　第四届省直机关公务员体能大赛和第三届市级机关公务员体能大赛
甲组部分项目平均成绩比较

	体重	肺活量	俯卧撑/仰卧起坐	体前屈	三点移动	跳绳
男甲(省)	68.9	5295	38.5	12.8	10.99	—
男甲(市)	71.4	4758	45.1	16.0	10.16	—
女甲(省)	53.7	3922	36.1	19.6	12.83	257.6
女甲(市)	56.1	3172	32.3	17.2	12.05	269.9

表 11　第四届省直机关公务员体能大赛和第三届市级机关公务员体能大赛
乙组部分项目平均成绩比较

	体重	肺活量	握力	体前屈	绕杆跑	两点侧滑	3000m
男乙(省)	70.4	5133	50.1	12.4	9.84	12.05	21.28
男乙(市)	74.5	4044	51.5	16.1	8.75	11.48	22.54
女乙(省)	56.2	3544	31.7	17.9	10.83	13.74	21.35
女乙(市)	60.1	2953	32.3	19.9	9.68	12.63	23.11

5　结论与建议

(1)整体情况中,虽然处在八级、九级、十级的仅占总比例的 1.6%,但处于该水平的运动员们要注意提高自己的体质,采取相应锻炼措施,否则体质可能会进一步下降,直接影响工作效率和生活质量。女子一级、二级、三级总达标率比例为 86.2%,要高于男子的 72.1%;八级、九级、十级的达标率为 0.8%,低于男子的 2％，女子综合评级情况优于男子。前十二名运动员体质状况非常优秀，望继续保持。竞赛组达标状况明显优于测试组：竞赛组一级、二级、三级达标率共 85.1％，明显高于测试组的 66.5％。除了女子乙组握力项目平均值测试组高于竞赛组外，其他各项目平均成绩竞赛组都明显优于测试组，且测试组的成绩都低于同性别的平均成绩，并且乙组与平均成绩的差值要大于甲组与平均成绩的差值。第四届省级机关公务员的机能指标和耐力指标优于第三届市级机关公务员，而力量、柔韧性、速度力量性指标则低于第三届市级机关公务员。

（2）作为个体，要针对自己的锻炼要求，选择适合自己体质状况和运动能力的、个人感兴趣的运动项目，做到有氧锻炼天天有，力量练习隔天练，柔韧练习常相伴。建议进行每周 3 次及以上，每次 30 分钟及以上的中等强度及以上的体育锻炼；即使在换班或间歇时间也可以进行短暂的颈部、手臂、肩部或背部的拉伸，在消除疲劳的同时也可以预防颈椎病、肩周炎的发生。此外，日常还应注意养成良好的生活、饮食习惯，不吸烟、少喝酒、多喝水，增强体质，提高健康水平。

（3）作为单位，要多组织一些健身活动，鼓励工作人员多参加有氧运动，可以一周集中进行两到三次的锻炼时间，运动项目由工作人员选择，这样可提高兴趣，增加自主参加锻炼的次数；可在一年中联合其他单位共同举行各项目的比赛，不但可以交流技术、增强运动兴趣，也可以增强团队合作精神、增进友谊。《浙江省 3～69 周岁公民体质评价标准（试行）》在浙江省部分地市试行了一年后，于 2013 年已经正式开始在全省铺开测试。该标准的各测试项目、评价标准都是经过专家认真研讨，在具有严谨性、科学性的基础上加入了趣味性、全面性的测试项目，是适合我省公民体质评价的体质测试标准，建议各单位定期组织工作人员参加体质检测，并且以《浙江省 3～69 周岁公民体质评价标准（试行）》来检测自己的锻炼效果，尤其是参加体育锻炼的人群，跟踪其体质变化趋势，更好地制定运动处方，以提高机关公务员的健康水平。

执笔人：许鑫华

浙江省中青年科技人员体质状况及其相关因素分析研究

1 前　言

科学技术是第一生产力,科技人员是落实国家"科教兴国"战略的中流砥柱,尤其是中青年科技人员在各学科建设中起着领头羊的作用,他们的身体机能水平和健康状况的好坏,直接关系到我国科学事业的发展,是强国兴业的根本大事。健康的体质、充沛的体力是他们顺利工作的物质基础,也是提高工作效率、延长工作年限、健康长寿的保证。然而,中青年科技人员因为工作压力大、竞争激烈,导致体育锻炼缺乏、饮食不规律、睡眠质量下降等等,体质状况及健康水平让人忧虑。迄今,专门针对中青年科技人员体质健康状况的报道还不多。系统、科学、全面地了解和评价我省中青年科技人员的体质现状,掌握和发现影响其体质健康状况的各种因素,并对其进行体育锻炼前的运动风险评估,可以为合理地制定适合个人的体育健身指导提供科学依据,从而提高这类人群的体质状况和健康水平,为提高科研工作效率和他们的生活质量,建立一个良好的物质基础。为此,本研究抽取部分浙江省中青年科技人员进行体质状况及相关因素的检测与调查,并对有关数据和资料进行分析研究,以期为省有关部门了解和掌握我省科技人员体质健康状况与生活方式以及影响因素,制定提高我省科技人员身体素质和健康水平的措施和政策提供理论依据。

2 研究对象与方法

2.1 研究对象

浙江省科研院所相关单位的科研人员。科研人员指有专业技术职称的研究员或实验员。

2.1.1 抽样方法

采用分层随机的抽样方法抽取研究对象。第一层:省级科研院所和地市级科研院所;第二层:按性别分为男、女两组;第三层:按年龄组分为甲组(20~39岁)和乙组(40~59岁)。

2.1.2 抽样数量

考虑到抽样难度和代表性,抽取杭州作为省级科研院所抽样地,宁波作为地市级科研院所抽样地,随机抽取抽样单位,要求每个抽样单位性别、年龄组人数尽量均等。最终抽取省级科研院所43家,地市级科研院所38家,共81家,获得有效样本986例,男性485名,女性501名,甲组(20~39岁)566名,乙组(40~59岁)420名。研究对象性别年龄分布情况见表1。

表1 研究对象性别年龄分布情况

	甲组	乙组	合计
男	284	201	485
女	282	219	501
合计	566	420	986

2.2 研究方法

2.2.1 文献资料法

通过查阅图书资料、文献目录检索和互联网搜索,主要对体质的定义及内容、科技人员体质健康研究现状、体质影响因素等方面的研究成果进行了文献研究,为研究内容的确定和方法采用奠定了基础。

2.2.2 实验测试法

(1)体质评估测试使用国家国民体质监测统一器材——北京鑫东华腾健民Ⅳ型;测试内容参照《国家国民体质测定标准》,包括身体形态、身体机能和身体素质三大块,重点测试身体素质,具体指标见表2。

表2 体质评估测试指标

身体形态	身高、体重、腰围
身体机能	肺活量、台阶试验
身体素质	力量素质:握力、背力、纵跳、俯卧撑(男)/1分钟仰卧起坐(女) 柔韧素质:坐位体前屈 反应素质:选择反应时 平衡素质:闭眼单脚站立

（2）运动风险评估包括体成分测试、骨密度评定、血管机能测试，具体见表3。

表3　运动风险评估测试指标

内容	仪器	指标
体成分测试	日本 Tanita MC 180	体脂肪率、腹部肥胖分析（腰臀比）、体型分析、身体各节段性肌肉和脂肪分析、基础代谢和总能量代谢值
骨密度评定	美国 GE express	骨密度相对值（T值）、骨强度指数
血管机能测试	日本 VS-1000	血管弹性程度、血管阻塞程度

2.2.3　问卷调查法

使用自制的《浙江省科技人员体质健康相关因素调查问卷》，内容参考《2010年国家国民体质监测问卷调查》、《2007年中国城乡居民体育锻炼现状调查》、《2002年中国居民营养膳食调查》、美国运动医学学会研制的《体力活动前问卷PAR-Q》。调查内容包括个人背景信息、体育锻炼程度、生活方式、体育锻炼障碍、个人疾病史和家族史，具体如下：

个人背景信息：性别、年龄、学历、婚姻状况、工作地市；

体育锻炼程度：体育锻炼的次数、时间、强度；

生活方式：饮食情况、早餐、吸烟、饮酒、睡眠、静态活动；

个人疾病史和家族史：个人患慢性疾病和亲属患病情况。

2.2.4　数理统计法

所有测试实验数据由测试软件导出，格式为 excel，问卷调查结果由专人进行录入，格式为 excel，后合并为 SPSS 格式，使用 SPSS15.0 软件进行统计学处理，删除异常数据，进行统计分析。

3　研究结果

3.1　体质评定

3.1.1　身体形态

男女、甲乙组身高、体重平均值见表4。

表 4　身体形态测试结果

性别	年龄组	身高（cm）	体重（kg）
男	甲组	171.6	69.1
	乙组	170.2	70.9
女	甲组	159.5	53.1
	乙组	159.9	57.4

选用身高标准体重指标反映身体形态。身高标准体重指身高与体重两者的比例应在正常的范围内,它根据一个人的身高和体重一定的比例关系来反映人体的围度、宽度和厚度以及密度,是评价人体形态发育水平和营养状况,以及身体发育匀称程度的重要指标。

测试结果表明,男性体重超重肥胖比例高于女性,女性体重较轻和过轻的比例高于男性,不论男女,乙组体重正常的比例均高于甲组。以上结果提示我们需要重点关注年轻人的超重肥胖问题(见图 1)。

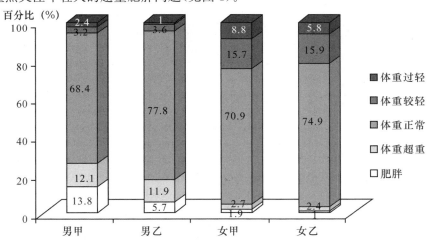

图 1　身高标准体重评价

3.1.2　身体机能

（1）肺活量

肺活量是反映呼吸系统功能的指标,数值越大,说明肺脏功能越好。肺活量的大小反映了肺每次通气的最大能力。拥有良好肺活量的人,机体摄氧能力和排除废气的能力很强,基本不会出现头晕、胸闷、注意力不集中、记忆力下降、失眠等不良反应。

肺活量平均值男子甲组为 4213.9 毫升,男子乙组为 3748.0 毫升;女子甲组为

2755.2毫升,女子乙组为2732.0毫升。分性别年龄组进行评估发现,女子甲组的肺活量达到优秀和良好的比例明显低于其他组别,可能与这个组别人群体重较轻、体育锻炼较少有关(见表5、图2)。

表5　身体机能测试结果

性别	年龄组	肺活量(ml)	台阶指数
男	甲组	4213.9	55.1
	乙组	3748.0	59.9
女	甲组	2755.2	59.3
	乙组	2732.0	61.7

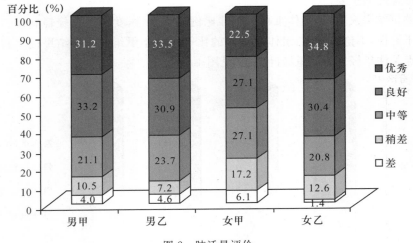

图2　肺活量评价

(2)台阶指数

台阶试验是反映心血管系统机能水平的指标,数值越大,说明心血管机能水平越高。台阶指数是一种简易定量的负荷试验方法,主要是通过观察定量负荷持续运动的时间、运动中心血管的反应及负荷后心率恢复速度的关系来评定心血管系统机能水平。拥有良好心血管机能的人,心脑血管类慢性疾病的发病风险很低。

测试结果表明,台阶指数平均值男子甲组为55.1,男子乙组为59.9,女子甲组为59.3;女子乙组为61.7。分性别年龄组进行评估发现,不论男女,达到优秀和良好的比例均表现为乙组大于甲组,其中男子乙组的比例最高(48.0%),男子甲组的比例最低(29.2%),并且男子甲组台阶指数为差的比例在各性别年龄组中为最高,达到13.4%,明显高于其他组别(见表5、图3)。

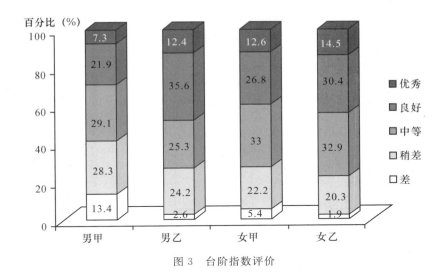

图 3　台阶指数评价

3.1.3　身体素质

（1）力量素质

握力是反映人体前臂及手部肌肉力量的测试项目。拥有良好手臂力量的人，手臂的骨密度较好，不易出现手臂肌肉劳损和意外损伤。数值越大，说明人体前臂及手部肌肉力量越好。

握力平均值男子甲组为46.3千克，男子乙组为45.9千克；女子甲组为27.6千克，女子乙组为28.5千克。分性别年龄组进行评估发现，达到优秀和良好的比例在各年龄性别组中，男子乙组比例最高（42.8％），女子甲组比例最低（24.8％）；男性高于女性，乙组大于甲组（见表6、图4）。

表 6　身体素质测试结果（1）

性别	年龄组	握力（kg）	坐位体前屈（cm）	闭眼单脚站立（s）	选择反应时（s）
男	甲组	46.3	8.4	45.5	0.42
	乙组	45.9	5.7	27.6	0.46
女	甲组	27.6	12.0	46.9	0.44
	乙组	28.5	12.4	29.5	0.46

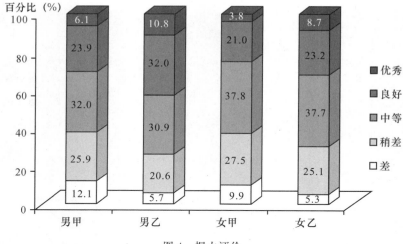

图 4　握力评价

纵跳是反映人体爆发力量的指标,数值越大,说明下肢的爆发力越好。测试项目针对 40 岁以下者进行。

俯卧撑和 1 分钟仰卧起坐反映的是人体肌肉耐力指标,俯卧撑可反映上肢、背部肌肉力量和持续工作能力,1 分钟仰卧起坐可测定人体腹肌力量。数值越大,说明肌肉耐力越好。两个项目测试人群均为 40 岁以下。

测试结果表明,纵跳平均值男性为 40.7 厘米,女性为 26.5 厘米;男性俯卧撑为 27.5 次,女性 1 分钟仰卧起坐为 27.7 次。男女纵跳达到优秀和良好的比例约为 70%,女性 1 分钟仰卧起坐达到优秀和良好的比例高于男性俯卧撑,这可能与测试项目不同有关,但从一个侧面说明男性耐力略差(见表 7、图 5)。

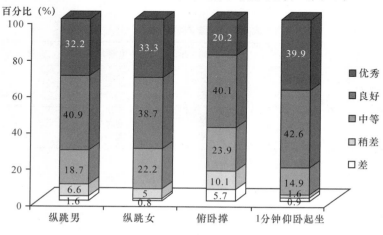

图 5　力量素质评价

表7　身体素质测试结果(2)

	纵跳男(cm)	纵跳女(cm)	俯卧撑(times)	1分钟仰卧起坐(times)
甲组	40.7	26.5	27.5	27.7

（2）柔韧素质

坐位体前屈主要反映受试者躯干、腰、髋等部位关节、肌肉和韧带的伸展性和柔韧性。拥有良好柔韧素质的人，在日常生活、休闲和运动中意外损伤的风险和患腰椎疼痛的几率很低。数值越大，说明柔韧性越好。

坐位体前屈平均值男子甲组为 8.4 厘米，男子乙组为 5.7 厘米；女子甲组为 12.0 厘米，女子乙组为 12.4 厘米。分性别年龄组进行评估发现，女子乙组达到优秀和良好的比例最高，其次是女子甲组，而男子甲组的比例最低，说明男子甲组人群的柔韧性较差（见表6、图6）。

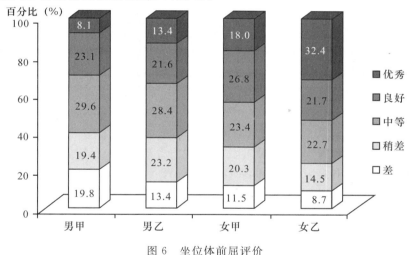

图6　坐位体前屈评价

（3）平衡素质

闭眼单脚站立是测定平衡能力的指标。平衡能力是依靠各肌群张力的适当分配，而此分配又是在视觉、本体感觉、位觉和触觉相互作用的基础上建立起来的。拥有良好平衡能力的人，发生跌倒、受伤或骨折的几率较低。它是反映人体控制系统和平衡能力的指标，数值越大，说明平衡能力越好。

闭眼单脚站立平均值男子甲组为 45.5 秒，男子乙组为 27.6 秒；女子甲组为 46.9 秒，女子乙组为 29.5 秒。分性别年龄组进行评估，女性各年龄组平衡素质达到优秀的比例高于男性，男子乙组人群平衡素质达到优秀和良好的比例最低，需重点关注（见表6、图7）。

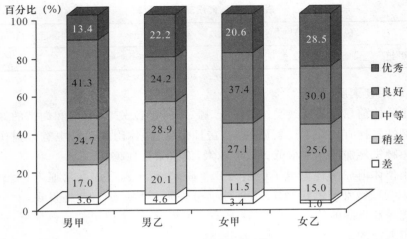

图7 闭眼单脚站立评价

（4）反应素质

选择反应时是指接受刺激到开始做出反应所需要的时间,它可以体现人体反应速度的快慢,也是测定人体神经肌肉系统的反应和动作的综合能力的指标。拥有良好反应速度的人,在遇到突发事件和紧急情况时,能较好地处理和应对。

选择反应时平均值男子甲组为0.42秒,男子乙组为0.46秒;女子甲组为0.44秒,女子乙组为0.46秒。分性别年龄组分析评价,男性、女性反应素质绝大多数达到优秀和良好,女性略高于男性(见表6、图8)。

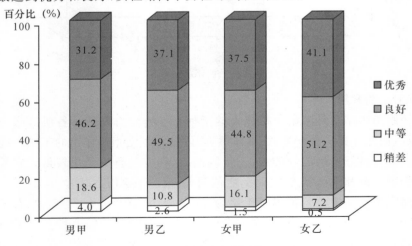

图8 选择反应时评价

3.1.4　综合评价

综合评分是通过计算国民体质各项指标单项得分之和，来反映个体体质总体水平的指标。调查发现，体质等级达到优秀的比例在不同年龄性别组中表现为女子乙组最高，接下来是女子甲组、男子乙组，男子甲组最低（见图9）。

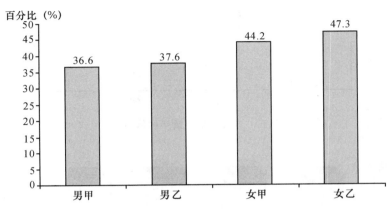

图9　不同性别年龄组体质达到优秀的比例

3.2　运动风险评估

3.2.1　人体成分

人体成分分析可用于多个方面，不仅仅针对病人，一般人群也需要人体成分分析。它的目的分为两大方面：一是诊断和预防，可用于任何体检。二是监测身体成分变化。本研究选用体脂率和腰臀比这两个指标来反映体成分的测试结果。

（1）体脂率

体脂率平均值男子甲组为 18.4%，男子乙组为 19.1%；女子甲组为25.1%，女子乙组为 27.6%，表现为女性大于男性，乙组大于甲组（见图10）。分性别年龄组评价来看，体脂率正常的比例在男子甲组、男子乙组、女子甲组、女子乙组依次为 61.6%、73.7%、68.7%、81.2%，表现为乙组体脂率正常比例高于甲组，女性高于男性。男子甲组脂肪过高和肥胖的比例尤其突出，女子甲组脂肪过低的比例也要引起注意（见图11）。

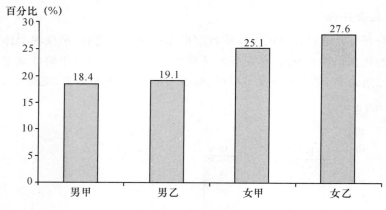

图 10　不同性别年龄组的体脂率

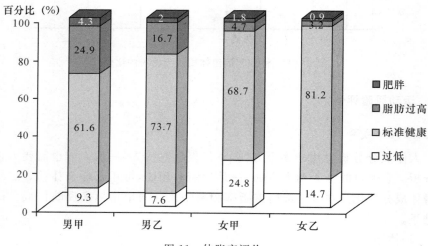

图 11　体脂率评价

（2）腰臀比

腰臀比（WHR）是腰围和臀围的比值，是判定中心性肥胖的重要指标。男性 WHR 大于 0.90，女性 WHR 大于 0.80，可诊断为中心性肥胖。

测试结果表明，男子甲组、男子乙组、女子甲组、女子乙组的腰臀比平均值依次为 0.94、0.89、0.82、0.86，表现为男子甲组最高（见图 12）。分性别年龄组进行评价，女子乙组达到中心性肥胖的比例最高（97.2%），男子甲组的比例其次（78.6%），男子乙组中心性肥胖的比例最低（37.3%）（见图 13）。

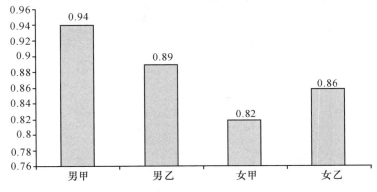

图 12　不同性别年龄组腰臀比

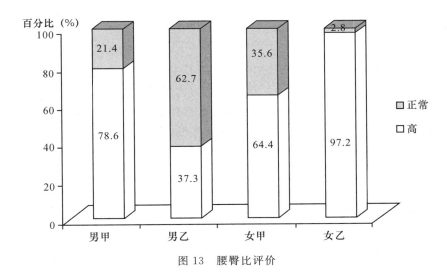

图 13　腰臀比评价

3.2.2　骨密度

骨密度全称"骨骼矿物质密度",是评定骨骼强度的一个主要指标,以每平方厘米克(g/cm^2)表示。骨密度值是一个绝对值,不同的骨密度检测仪的绝对值各不相同,所以人们通常用 T 值判断自己的骨密度是否正常。T 值是一个相对值,正常值参考范围为 $-1 \sim +1$。T 值 $-1 \sim -2.5$ 为骨量丢失,T 值低于 -2.5 时为骨质疏松。

不同性别年龄组比较发现,女子甲组人群骨质正常比例最高(94.6%),其次是女子乙组(86.6%),男子乙组的比例最低(70.6%)。同时男子乙组骨质少孔和疏松的比例最高(见图14)。

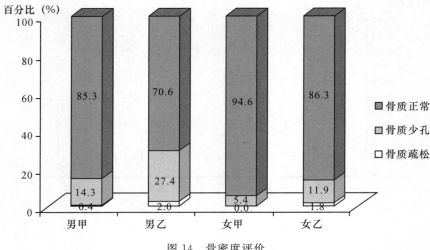

图 14　骨密度评价

3.2.3　血管机能

动脉硬化指的是动脉壁部分的变厚或者是变硬,即动脉壁弹性变得低下的状态。其中最重要的粥样硬化,是指动脉壁的内侧纤维性增厚、脂质沉积,甚至形成钙化、溃疡、血栓复合病变。我们选用血管弹性程度、血管阻塞程度来反映血管机能的测试结果,为避免运动风险提供参考,确保体育锻炼的安全性。

随机抽取部分人群(71 人)进行了血管机能测试,结果发现,绝大多数人的血管弹性程度良好,但也有血管轻微的阻塞现象,尤其是甲组人群血管阻塞现象比例较突出,这可能与抽样人群较少有关,特别是甲组女性体重偏瘦,日常饮水较少,血液黏稠度较高有关。但也提示我们需要关注年轻人群的血管健康程度,因为这与其体育锻炼及饮食习惯密切相关(见图 15、图 16)。

3.3　问卷调查结果

3.3.1　体育锻炼

(1)是否参加体育锻炼

约四分之三的科技人员参加体育锻炼,分性别年龄组比较发现,男子甲组参加体育锻炼比例最高,达 82.4%,乙组为 80.9%。而女子参加体育锻炼的比例则较男子少,女子甲组最低为 68.8%,女子乙组为 72.3%(见图 17)。

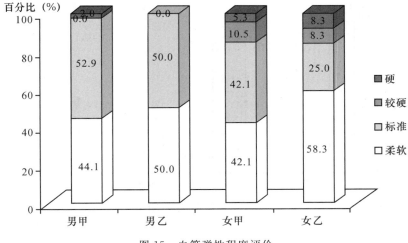

图 15　血管弹性程度评价

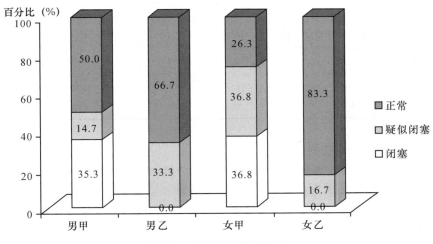

图 16　血管阻塞程度评价

（2）参加体育锻炼的频率

约半数科技人员每周锻炼不足 1 次，而达到每周 5 次及以上的比例仅为 11.3%。每周体育锻炼 5 次及以上的人群，男子乙组比例最高，其次是女子乙组，而女子甲组最低，仅为 5.9%（见表 8）。

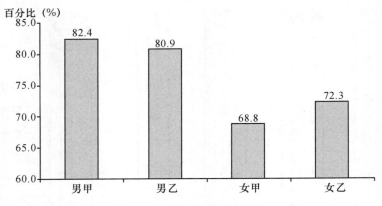

图 17　参加体育锻炼的比例

表 8　参加体育锻炼的频率　　　　　　　　　　单位：%

	男甲	男乙	女甲	女乙	总体
每月不足 1 次	20.9	15.4	29.2	18.2	21.0
每月 1 次以上，每周不足 1 次	29.9	16.0	33.5	23.4	26.1
每周 1～2 次	35.5	41.4	28.1	35.1	34.8
每周 3～4 次	7.1	9.3	3.2	8.4	6.8
每周 5 次及以上	6.6	17.9	5.9	14.9	11.3

（3）参加体育锻炼的时间

38.4％的人每次体育锻炼时间不足 30 分钟，44.5％的人为 30～60 分钟，仅有 17.1％的每次体育锻炼时间超过 60 分钟。分性别年龄组比较发现，男子甲组人群每次锻炼时间超过 60 分钟比例最高，而其他组别人群尤其是女子甲组人群每次锻炼不足 30 分钟比例最高（见表 9）。

表 9　每次体育锻炼时间　　　　　　　　　　单位：%

	男甲	男乙	女甲	女乙	总体
不足 30 分钟	30.9	29.4	51.6	40.2	38.4
30～60 分钟	38.6	54.4	39.4	49.1	44.5
60 分钟及以上	30.5	16.3	9.0	10.7	17.1

（4）参加体育锻炼的强度

14.7％的人参加体育锻炼为小强度,57.4％的人为中等强度,28.0％的人为大强度。男子甲组体育锻炼大强度的比例最高,女子乙组大强度的比例最低。女子甲组体育锻炼中等强度的比例最高（见表10）。

表10　参加体育锻炼强度　　　　　　　　　单位:％

	男甲	男乙	女甲	女乙	总体
小强度	9.4	16.9	12.1	23.1	14.7
中等强度	47.9	50.6	66.2	64.1	57.4
大强度	42.7	32.5	21.7	12.8	28.0

（5）经常参加体育锻炼的比例

将每周参加体育锻炼3次及以上,每次30分钟以上的中等强度及以上定义为经常参加体育锻炼。结果表明,仅有9.2％的科技人员经常参加体育锻炼,男性为11.8％,女性为6.8％,男性约为女性的一倍;甲组为6.1％,乙组为12.8％,乙组是甲组的一倍;各类人群中,男子乙组经常锻炼比例最高,而女子甲组经常锻炼比例最低（见图18）。

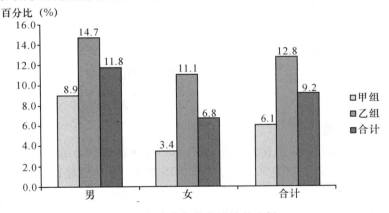

图18　经常参加体育锻炼的比例

3.3.2　饮食习惯

（1）吃早餐

早餐是一天中能量和营养素的重要来源,对人们的营养和健康状况有着重要的影响。研究表明,大多数人吃早餐习惯良好,有63.0％的人每天都吃早餐,还有约25％的人每周有5天或6天吃早餐（见图19）。每天吃早餐的比例,女性高于男性,乙组高于甲组（见图20）。

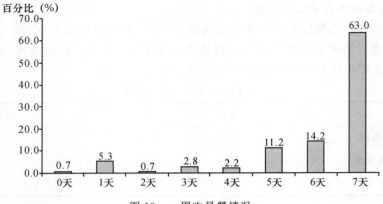

图 19　一周吃早餐情况

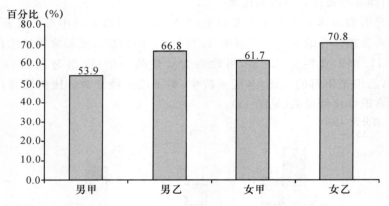

图 20　不同性别年龄组每天吃早餐的比例

（2）外出就餐

　　每周外出就餐一天的比例最高，为 37.3％，没有外出就餐的比例为14.5％，约 10％的人每周外出就餐 4 天及以上（见图 21）。分性别年龄组发现，不论男女，甲组人群外出就餐比例高于乙组；没有外出就餐习惯的人群女子乙组比例最高达 31.2％，其次是男子乙组，而男子甲组比例最低，仅为 3.3％（见表 11）。外出就餐代表一定的人际交往，但目前餐馆里普遍多油多盐多味精等做菜习惯导致饮食不健康，所以建议在适量保证人际交往的同时尽量少外出就餐，或者尽量选择文明健康餐馆。

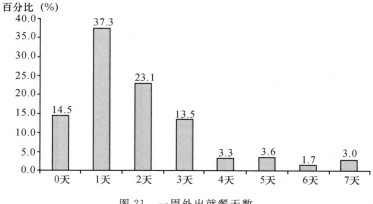

图 21　一周外出就餐天数

表 11　不同性别年龄组一周外出就餐天数比例　　　　单位:%

	男甲	男乙	女甲	女乙
0 天	3.3	14.2	12.4	31.2
1 天	33.5	41.5	34.1	41.7
2 天	28.2	25.7	22.5	15.6
3 天	20.0	12.0	14.0	6.5
4 天	3.3	2.7	5.4	1.5
5 天	3.7	2.2	5.4	2.0
6 天	2.9	0.0	2.7	0.5
7 天	5.3	1.6	3.5	1.0

（3）是否食用垃圾食品

垃圾食品是指油炸食品（炸鱼、炸薯片等）、甜食（糖果、巧克力）、方便面（干脆面）、碳酸饮料（可乐、汽水等）、洋快餐、膨化食品等。研究不同性别年龄组人群是否食用垃圾食品，结果表明，大多数人食用垃圾食品，其中男子甲组比例最高（84.8％），女子甲组其次（79.0％），女子乙组为 60.1％，而男子乙组最低，为 56.0％（见图 22）。

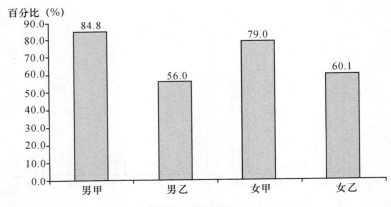

图 22   不同性别年龄组食用垃圾食品比例

3.3.3   静态活动

调查每天上班静坐时间和下班静坐时间从而反映静态活动。结果表明,科技人员每天上班静坐时间长达 6 小时,甲组比乙组高,女性高于男性;下班静坐时间平均为 2.9 小时,各性别年龄组均值相近(见图 23)。

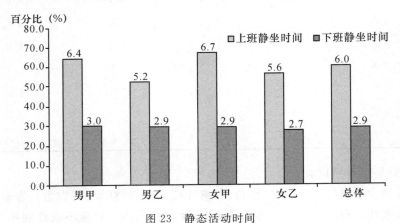

图 23   静态活动时间

3.3.4   睡眠与压力状况

(1)睡眠时间

科技人员每天睡眠时间平均为 7.2 小时,女子甲组睡眠时间最高(7.6 小时),男子乙组睡眠时间最少(6.8 小时)(见图 24)。

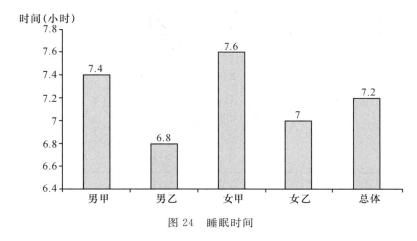

图 24　睡眠时间

（2）熬夜

科技人员经常熬夜比例为 19.6％,偶尔熬夜的比例为 62.9％,从不熬夜的比例为 17.5％。各性别年龄组无明显差异（见图 25）。

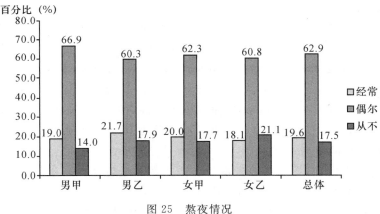

图 25　熬夜情况

（3）压力

调查科技人员是否感觉有压力,结果表明,感到总是的比例为 7.6％,经常的比例为 28.5％,偶尔的比例为 49.8％,很少的比例为 12.4％,从未的比例为 1.7％。男性较女性感到压力重,男子乙组感到总是有压力的比例最高（见表 12）。

表 12　自感压力情况　　　　　单位:%

	男甲	男乙	女甲	女乙	总体
总是	9.8	11.0	5.4	5.0	7.6
经常	30.7	31.5	26.5	27.0	28.5
偶尔	51.2	43.1	57.3	44.5	49.8
很少	8.2	11.6	9.6	20.5	12.4
从未	0.0	2.8	1.2	3.0	1.7

4　分析与讨论

4.1　男子甲组的科技人员肥胖问题严峻

　　研究发现,男子甲组科技人员超重肥胖率约四分之一,明显高于其他性别年龄组,其全身性肥胖、身体脂肪含量、中心性肥胖(隐性肥胖)均表现为比例最高。肥胖问题已成为全球最主要的健康问题之一,大量流行病学的研究已证实,脂肪在体内的过度沉积对健康是有害的,超重和肥胖与很多慢性病密切相关,是冠心病和缺血性脑卒中的独立危险因素。结合问卷调查结果,男子甲组虽然参加体育锻炼的比例最高,但是经常参加体育锻炼的比例仅为 8.9%;并且男子甲组饮食习惯很不健康,不吃早餐比例最高,外出就餐比例最高,吃垃圾食品比例最高,这些不良的饮食习惯和不经常参加体育锻炼导致肥胖,从而导致患慢性病的风险提高。

　　本研究也发现,男子甲组人群的台阶指数和坐位体前屈比其他组别低,这可能与其肥胖有一定关系,因为体重过重,所以走台阶需要抵抗的重力较大,需要的能量较多,所以更为吃力;另外腰臀比过大,腹部脂肪堆积以及缺乏体育锻炼,特别是伸展性练习较少,所以坐位体前屈测得柔韧性较差。由此可见,肥胖已间接影响其身体素质和机能水平,需引起重视。

4.2　女子甲组的科技人员体型偏瘦,体育锻炼比例最低

　　与男子甲组人员不同,女子甲组科技人员则表现为体型偏瘦,约五分之一的女子甲组人员体重较轻和过轻,约四分之一的女性甲组人员脂肪过低。这与现代人以瘦为美的审美观有关,但是适量的脂肪是身体正常运行的前提,尤其作为女性,低于 17% 的体脂率易导致月经紊乱等妇科疾病。本调查中 6% 的女性体脂率低于 17%,需引起重视。本研究中,女子甲组的握力、肺活量评分均比

其他组别差,也都与其体型偏瘦有关。同时,调查显示,女子甲组参加体育锻炼的比例最低,经常参加体育锻炼的比例仅为 3.4%,并且每次参加时间短、强度不高,对增强体质提高健康水平无益。所以对这部分人群需要加强健康教育,增加锻炼积极性。

4.3　男子乙组的科技人员骨密度较低,平衡能力较差

人的骨密度随着年龄的增长呈先上升后下降的趋势,大概在 20 多岁时达到峰谷后呈下降趋势。骨密度越低,患骨折的风险就越高。本次调查中,男子乙组科技人员骨密度比其他组别都低,并且这部分人群的平衡能力较差,两者结合,易摔倒易骨质,是影响其生活质量的隐患。所以针对这部分人群,建议多增加抗阻力性的肌肉力量型训练,同时多吃含钙多的食品,减缓骨密度下降。

4.4　科技人员经常参加体育锻炼比例很低,静坐时间过多

本调查显示,仅有 9.2% 的人经常参加体育锻炼,而每天上班加下班静坐时间长达 9 个小时。2007 年浙江省城乡居民体育锻炼现状调查显示,我省 16 周岁以上人群经常参加体育锻炼的比例为 14.9%,本研究中科技人员低于全省平均水平 5.7 个百分点。体育锻炼对增强体质、提高健康意义重大,党的十六大把健康素质与思想道德素质和科学文化素质并列为我们民族的"三大素质",并提出要"明显提高国民健康素质"。所以有关部门需大力提高科技人员体育锻炼积极性,促进其经常参加体育锻炼,提高他们的身体素质和体质健康,为他们的科研工作和家庭生活都打下一个良好的物质基础。

5　结论与建议

5.1　结　论

我省中青年科技人员的体质状况堪忧,不同性别年龄分组的科技人员体质状况各有不同:年轻男性科技人员肥胖问题严峻,与其饮食习惯差和经常锻炼比例低有关,并且其肥胖问题已导致其心血管机能和柔韧性较差;女性科技人员体型偏瘦,体育锻炼比例低,尤其以年轻女性为甚,并且其力量素质、肺通气水平均比较低;中年男性科技人员骨密度水平较低,平衡能力较差,摔倒和骨折风险较高;所有科技人员经常参加体育锻炼的比例很低,仅为 9.2%,低于全省平均水平,同时科技人员的静坐时间过多,每天长达 9 个小时,还有约三分之一的科技人员经常感到有压力。

5.2 建 议

(1)政府及有关部门要加强科学健身知识的宣传和普及力度,增强科技人员的体育意识,同时加大资金投入,为科技人员提供体育健身器材和场地设施服务,积极倡导科技人员自觉、有规律地坚持体育锻炼和健身活动。

(2)科研院所可因地制宜开展全民健身活动,恢复工间操制度或工间身体活动,多开展集体活动。鼓励科技人员多参加有氧运动,如长跑、登山等户外活动,提高身体素质和运动能力可以有效提高科技创新工作能力;可以一周集中进行两到三次的锻炼时间,运动项目由个人选择,这样可提高兴趣,增加自主参加锻炼的次数;可在一年中联合其他单位共同举行各项目的比赛,不但可以交流技术、增强运动兴趣,也可以增强团队合作精神、增进友谊。同时还建议定期参加体质检测,尤其是参加体育锻炼的人群,跟踪其体质变化趋势,更好地制定运动处方,以提高健康水平。

(3)个体要针对自己的锻炼要求,选择适合自己体质状况和运动能力的、个人感兴趣的运动项目,做到有氧锻炼天天有,力量练习隔天练,柔韧练习常相伴;建议进行每周 3 次及以上,每次 30 分钟及以上的中等强度及以上的体育锻炼;即使在换班或间歇时间也可以进行短暂的颈部、手臂、肩部或背部的拉伸,消除疲劳的同时也可以预防颈椎病、肩周炎的发生;动比不动好,多动更好,贵在坚持。此外,日常还应注意养成良好的生活、饮食习惯,不吸烟、少喝酒、多喝水,增强体质,提高健康水平,从而提高生活质量和科研创新能力及工作效率。

执笔人:吕　燕

图书在版编目(CIP)数据

浙江省国民体质研究报告 / 浙江省国民体质监测中心
主编. —杭州：浙江大学出版社,2015.5
ISBN 978-7-308-14582-4

Ⅰ.①浙… Ⅱ.①浙… Ⅲ.①体质－研究报告－浙江
省 Ⅳ.①R195.2

中国版本图书馆 CIP 数据核字(2015)第 070134 号

浙江省国民体质研究报告

浙江省国民体质监测中心　主编

责任编辑	田　华
封面设计	刘依群
出版发行	浙江大学出版社
	（杭州市天目山路 148 号　邮政编码 310007）
	（网址:http://www.zjupress.com）
排　　版	浙江时代出版服务有限公司
印　　刷	杭州日报报业集团盛元印务有限公司
开　　本	710mm×1000mm　1/16
印　　张	8.5
字　　数	150 千
版 印 次	2015 年 5 月第 1 版　2015 年 5 月第 1 次印刷
书　　号	ISBN 978-7-308-14582-4
定　　价	28.00 元